Entrepreneurial Marketing im Gesundheitswesen

»Was ist das Produkt hinter dem Produkt?«
nutzt Dieter Lange
in seinen Leadership Excellence Seminaren

CAROLINE LEHMANN

Entrepreneurial Marketing
im Gesundheitswesen

Theoretische Grundlagen und ethische Aspekte

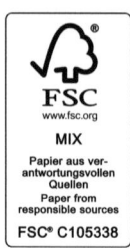

Bibliografische Information der Deutschen Nationalbibliothek:

Die Deutsche Nationalbibliothek verzeichnet diese Publikation
in der Deutschen Nationalbibliografie; detaillierte bibliografische
Daten sind im Internet über http://dnb.dnb.de abrufbar.

© 2019 Dr. med. Caroline Lehmann
Grafik: Rawpixel.com/ Phatthanit/ Shutterstock.com
Satz, Umschlaggestaltung, Herstellung und Verlag:
BoD – Books on Demand, Norderstedt

ISBN: 978-3-7494-0945-7

Inhalt

Geleitwort 7

Vorwort 11

1. Das deutsche Gesundheitswesen 13
1.1 Gesamtwirtschaftliche Bedeutung 13
1.2 Rahmenbedingungen des Marketings 16

2. Entrepreneurial Marketing 20
2.1 Begriffsdefinitionen 20
2.2 Konzeptbeschreibung 23
2.3 Abgrenzungen zum Klassischen Marketing 27

3. Entrepreneurial Marketing im Gesundheitswesen 29
3.1 Beispiele 29
3.2 Anwendbarkeit des Entrepreneurial Marketings
im Gesundheitswesen 33
3.3 Kritische Auseinandersetzung und ethische Aspekte 46

4. Quo vadis: Marketing in der Gesundheitsbranche 52

Literaturverzeichnis 55

Abkürzungsverzeichnis 67

Abbildungsverzeichnis 69

Tabellenverzeichnis 70

Anhang 71

Geleitwort

Die Wettbewerbssituation im deutschen Gesundheitswesen hat sich in den letzten Jahren enorm verschärft. Aktuell sind die Gesundheitsausgaben in astronomische Höhen gestiegen und die 1 Milliarde Euro Marke pro Tag ist überschritten. Durch zahlreiche Gesundheitsreformen und Finanzierungsengpässe stehen die Akteure des Gesundheitswesens vor einer enormen Planungsunsicherheit.

Für die Gesundheitsbranche, welche einer immer stärker am Gewinn orientierten Betrachtung unterzogen wird, stellt das Marketing ein zunehmend wichtigerer Teil der Unternehmensstrategie dar. Die Suche nach einer geeigneten Marketingstrategie für den Gesundheitsbereich gewinnt daher stetig an Bedeutung. Gerade Unternehmen, deren externe Bedingungen einem starken Wandel unterliegen wie dies in Branchen des Gesundheitswesens der Fall ist, benötigen Marketinginstrumente, die es ihnen ermöglichen, flexibel auf Marktveränderungen zu reagieren. Dies hat dem Entrepreneurial Marketing in Branchen des Gesundheitswesens seine Bedeutung gegeben.

In diesem Buch werden die zentralen Konzepte des Entrepreneurial Marketings dargestellt und auf ihre Anwendbarkeit im Gesundheitswesen untersucht. Interessant dabei ist, dass gerade diese neue und innovative Form des Marketings großes Potenzial hat, sich dem sensiblen Thema Gesundheit anzunähern.

Das vorliegende Buch ist dem wachsenden Bedürfnis nach Positionierung der Branchen im Gesundheitswesen geschuldet. Es ist ein Kurz-Handbuch zum Thema Marketing im Gesundheitswesen, welches zum Nachdenken über geeignete Marketingstrategien in dem rasant wachsenden Gesundheitssektor anregen möchte. Es wird die Frage diskutiert, ob überhaupt Marketing im Gesundheitsbereich betrieben werden soll und wenn ja, worin die tiefere Bedeutung liegt. Das Buch bietet somit andere als bisher gängige Lösungen zur Etablierung eines geeigneten Marketingkonzeptes im Gesundheitswesen.

Konzepte und Strategien liefern wichtige Grundlagen – sie stellen gewissermaßen die Säulen der jeweiligen Marketingform dar, die im Gesundheitswesen Anwendung finden können. Auf der anderen Seite muss man sich jedoch auch die Frage stellen, was eigentlich der übergeordnete Handlungsrahmen sein soll. Für wen eigentlich ist Marketing?

Es ist nicht der Anspruch des Buches alle Aspekte des Marketings und des Gesundheitswesens oder der ethischen Debatte im Einzelnen in ihrer Komplexität darzustellen. Es soll vielmehr die Problematik thematisiert werden, dass Gesundheitsthemen keine Konsumgüter oder Verkaufswaren sind und somit eine technische Übertragung von starren theoretischen Marketingkonstrukten nicht gemäß dem Motto »one size fits all« auf das Thema Gesundheit transferiert werden kann. Der Leser soll sensibilisiert werden, dass dem komplexen Beziehungsgeflecht zwischen Patient und Dienstleistungserbringer Vertrauen und Fürsorge als Basis zugrunde liegt und eine reine Konzeptübertragung von Marketingstrategien dieser besonderen Beziehung nicht gerecht werden würde. Das ärztliche Gelöbnis, welches für Ärzte ethischer Kodex und Leitbild ist, stellt den Patienten unter den besonderen Schutz der ärztlichen Verantwortung und gibt dem Marketing mehr Bedeutung als nur die des Verkaufens (Montgomery, Parsa-Parsi, & Wiesing, 2018).

Im Gesundheitssystem ist daher eine Marketingform gefragt, die den Patienten individuell in seiner Krankheit begreift und Vertrauen schaffen kann. Erst wenn das Marketing dies verwirklicht, kann ein tragfähiger wechselseitiger Wert zwischen Patient und Leistungserbringer aufgebaut werden.

Ich wünsche Ihnen eine interessante Lektüre.
Dr. med. Caroline Lehmann
Frankfurt am Main

Vorwort

Bücher entstehen meist nicht durch das alleinige Schaffen eines einzigen Autors. Das gilt auch für das vorliegende Werk.

Meinen Dozenten an der EBS Universität für Wirtschaft und Recht, insbesondere Herrn Prof. Dr. Tunder, möchte ich für kritische Anmerkungen, inspirierende Diskussionen und Korrekturen danken. Die Kapitel [1.1, 1.2, 2.1, 2.2, 2.3, 3.2 sowie 4] entstammen den Kapiteln [2.1, 4.1, 2.3, 2.5 sowie 3, 2.4, 5, 6 sowie 7] der Zertifikatsarbeit »Entrepreneurial Marketing – Konzeptionelle Hintergründe und Umsetzungsmöglichkeiten für Unternehmen im Gesundheitswesen« (11.06.2018, EBS Universität für Wirtschaft und Recht gGmbH), welche ich gemeinschaftlich mit Frau Dr. Monika Koch erstellt habe.

In dem vorliegenden Werk habe ich Gedanken und Ideen zahlreicher Autoren aufgegriffen, in einen gemeinsamen Kontext gesetzt und verarbeitend gestaltet. All diesen Autoren möchte ich meine Anerkennung und höchste Wertschätzung geben.

Ich danke Statista, dem deutschen Online-Portal für Statistik, dem Institut für Mittelstandsforschung Bonn sowie dem Bundesministerium für Wirtschaft und Energie für die freundliche Bereitstellung der in diesem Buch verwendeten Statistik. Ich bedanke mich herzlich bei Herrn Dieter Lange, dass ich ihn mit einem Satz aus seinen Leadership Excellence Seminaren erwähnen darf.

Caroline Lehmann.

Dr. med. Caroline Lehmann

Frankfurt am Main

1. Das deutsche Gesundheitswesen

1.1 Gesamtwirtschaftliche Bedeutung

Im Jahr 2017 wurde in Deutschland erstmals seit 2013 wieder ein Anstieg der Existenzgründungen verzeichnet und für das Jahr 2018 wird eine ähnliche Tendenz erwartet (siehe Anhang, Abbildung 1). Zu den rasant wachsenden Branchen mit steigender Zahl an Unternehmensgründungen gehört in Deutschland das Gesundheitswesen. Die Gesundheitsbranche weist im Vergleich zur gesamten deutschen Volkswirtschaft überdurchschnittliche Wachstumsraten auf und liegt seit den letzten elf Jahren kontinuierlich ein Prozent über dem Wachstum der gesamten Volkswirtschaft (siehe Anhang, Abbildung 2). Jeder sechste Erwerbstätige in Deutschland ist in der Gesundheitsbranche tätig (Bundesministerium für Wirtschaft und Energie, 2017, S. 8-9). Dies zeigt sich unter anderem an der steigenden Zahl der praktizierenden Ärzte, welche sich in den letzten 20 Jahren von 31,27 auf 41,39 je 10.000 Einwohner erhöht hat (siehe Anhang, Abbildung 3). Allein im Jahre 2017 stieg sowohl die Anzahl der im Krankenhaus sowie der ambulant tätigen Ärzte, letztere sogar um 11,3 Prozent (Bundesärztekammer, 2017, 2018). Mit dem starken Wirtschaftswachstum hat die Gesundheitsbranche eine hohe und weiter zunehmende Bedeutung für die gesamtwirtschaftliche Entwicklung Deutschlands.

Jedoch steht der Gesundheitsmarkt vor einer großen Herausforderung: Durch die seit Jahren steigenden Gesundheitsausgaben, die im Jahre 2017 erstmals 1 Milliarde Euro pro Tag überstiegen, kam es in der Vergangenheit zu gravierenden Finanzierungsengpässen und zahlreichen Gesundheitsreformen mit Kostendämpfungen und Kapazitätsbegrenzungen (Statistisches Bundesamt, 2017). Alle Beteiligten im Gesundheitswesen mussten sich auf geänderte Rahmenbedingungen einstellen und Krankenhäuser, Niedergelassene, Pflegeeinrichtungen und pharmazeutische Unternehmen werden zukünftig in einem harten Wettbewerb zueinander stehen.

Laut Insolvenzstatistik des Statistischen Bundesamtes haben im Februar 2018 in Deutschland 1.624 Unternehmen Insolvenz angemeldet – rund 2,8 Prozent mehr als im Vorjahr. Der Hauptteil der Unternehmensinsolvenzen fällt hierbei auf kleine und mittlere Unternehmen aus der Privatwirtschaft und Unternehmen des Gesundheitssektors (Statistisches Bundesamt, 2018a). Daraus lässt sich ableiten, dass im Speziellen junge Unternehmer in privatwirtschaftlichen Unternehmen und Branchen des Gesundheitswesens gestärkt werden müssen (Kraus, Eggers, Harms, Hills, & Hultman, 2011). Gerade junge Branchen können Verluste gerade in der Anfangsphase der Unternehmensgründung schwer ausgleichen. Hierbei ist die Wahl einer geeigneten Marketingstrategie von elementarer Bedeutung und trägt erheblich zum Überleben der Branche bei (Kirchner & Loerwald, 2014, S. 23).

Junge Unternehmen weisen einige Charakteristika auf, die sie von seit Jahren bestehenden Unternehmen unterscheiden und stellen sie vor besondere Herausforderungen (Kraus & Gundolf, 2012, S. 50). Diese Charakteristika können herangezogen werden, um daraus gezielte Anforderungen an das Marketing abzuleiten. Nachfolgend werden diese Merkmale stichpunktartig vorgestellt und die sich daraus ergebenden Konsequenzen für das Marketing diskutiert (Achleitner & Bassen, 2003; Engel, 2003; Freiling & Kollmann, 2008, S. 6 ff.; Hommel & Knecht, 2002; Kuckertz, 2015):

- Die Neuheit des Unternehmens wird in der Fachliteratur als »liability of newness« bezeichnet. Dies bedeutet, dass das Unternehmen über keine längere Unternehmenshistorie, wenig etablierte Strukturen, wenig Erfahrungen auf dem Markt und über eine meist nur geringe Managementexpertise verfügt (Kuckertz, 2015, S. 3). Es existieren keine relevanten Informationen über die Reaktion der Kunden, die Preissensitivität und das Ansprechen auf diverse Marketingmaßnahmen. Zudem muss auch erst das Interesse der Kunden geweckt und Vertrauen gewonnen werden.

- Die geringe Größe des Unternehmens, die in der Fachliteratur als »liabilities of size« oder »liability of smallness« bezeichnet wird, bringt zum Ausdruck, dass das junge Unternehmen nur wenig auf dem Markt wahrgenommen wird (Mauer & Grichnik, 2011; Mugler, 2008).

- Die Entscheidungsprozesse im Unternehmen sind stark durch die Person des Unternehmers geprägt mit der Gefahr der Überlastung und Zeitmangel des Unternehmers (Leung, 2003).

- Externe Kapitalgeber üben als Investoren oftmals einen zentralen Einfluss auf die Entscheidungsprozesse des Unternehmens aus.

- Es besteht Unsicherheit bezüglich der weiteren Marktentwicklung. Meist zu Beginn wächst das Unternehmen so stark, dass wachstumsbedingte Krisen wie Finanzierungsschwierigkeiten, Zeit- oder Personalmangel beobachtet werden. Dieses Phänomen wird als »liability of adolescence« bezeichnet.

- Materielle und immaterielle Vermögensgegenstände zum Beispiel zum Marken- und Imageaufbau sind notwendig.

- Knappe finanzielle Mittel erschweren die Umsetzung einer Idee oder eines Konzeptes und können das Wachstum des Unternehmens blockieren.

Diese Charakteristika erschweren den jungen Unternehmen den Marktzugang. Daher ergeben sich besondere Herausforderungen für das junge Unternehmen, um nicht dauerhaft gegenüber den etablierten Unternehmen im Nachteil zu sein. Die vermeintlichen Schwächen in eine erfolgreiche Marktstrategie umzuwandeln, ist Kern des Entrepreneurial Marketings.

1.2 Rahmenbedingungen des Marketings

Das Gesundheitssystem in Deutschland hat sich in den vergangen Jahren einem starken Wandel unterzogen. Krankenhäuser, Medizinische Versorgungszentren (MVZs), Arztpraxen und ambulante Pflegedienste sind mehr und mehr gezwungen, ihr Marketing proaktiv und zunehmend kundenorientiert zu betreiben. Durch die Aufhebung des Selbstkostendeckungsprinzips im Jahre 1993 ist auch in den Krankenhäusern ein konkurrierender Markt entstanden. Die »Eins-zu-Eins«-Kostenerstattung wurde durch eine Fallpauschalen-Erstattung abgelöst, um eine leistungsorientiertere Vergütung und eine höhere Effizienz zu erzielen. Hinzu traten Sonderentgelte und Krankenhausbudgets (Simon, 2010, S. 162-243).

Die Besonderheit von Branchen im Gesundheitsmarkt im Vergleich zu privatwirtschaftlich ausgerichteten Unternehmen liegt darin, dass im Gesundheitswesen viele Non-Profit-Organisationen zu finden sind. Non-Profit-Organisationen wie das Deutsche Rote Kreuz oder der

Deutsche Caritasverband verfolgen primär soziale Interessen und arbeiten als Institutionen in gemeinnütziger Trägerschaft überwiegend gewinnfrei. Auch wenn bei diesen Organisationen die kommerziellen Interessen nicht im Vordergrund stehen, muss Marketing ebenso wie bei Profit-Organisationen als Hauptbestandteil in deren Management integriert sein, um sich gegenüber der Konkurrenz zu behaupten und wachsen zu können (Schwarz, 1992). Ein professionell betriebenes Marketing wird daher in Zukunft im Gesundheitswesen immer wichtiger und zeigt sich inzwischen in unterschiedlichen Facetten: Hierzu gehören neben Krankenkassen- und Krankenhausmarketing auch das Pharma-, Öko- oder Social Marketing (Hoffmann, 2010, S. 185 ff.). Es wird versucht, mit Hilfe verschiedener Marketingmaßnahmen gesundheitsbewusste Menschen, deren Anteil zunehmend steigt, von den jeweiligen Angeboten und Dienstleistungen zu überzeugen. Dies wird sowohl von Krankenkassen, Kliniken, Arztpraxen, MVZs, Apotheken und Pflegeheimen als auch auf dem Gebiet der Nahrungsmittel, Nahrungsergänzungsmittel, Wellness, Reisen und Sportartikel genutzt (Hoffmann, 2010, S. 257).

Ziel des heutigen Marketings im Gesundheitswesen ist die zunehmende Fokussierung aller Entscheidungsprozesse auf die Patienten, welche immer mehr als Kunden wahrgenommen werden. Der Patient soll als Mitentscheider seiner medizinischen Leistungen im Mittelpunkt des Entscheidungsprozesses stehen. Diese Entwicklung wird als Patient-Empowerment bezeichnet und macht deutlich, dass der Patient eine zentrale Schlüsselrolle in der Behandlung einnimmt (Palumbo, 2017). Die neue Rolle des Patienten ist sogar gesetzlich verankert und seit 2003 werden Patientenvertreter in Entscheidungen des Gemeinsamen Bundesausschuss (GBA) eingebunden. Die Patienten sind immer besser über ihre Krankheit und die Behandlungsoptionen informiert und hinterfragen zunehmend die Kompetenz der Leistungserbringer (Robert Koch-Insitut, 2015, S. 363-366). Daher muss die Qualität der Gesundheitsleistungen maximal auf die Kunden- und Patientenbedürfnisse ausgerichtet werden (Ebel, 2009). Im Gesundheitswesen existieren grundlegende politisch-wirtschaftliche sowie rechtliche Besonderheiten: Die Gesundheitsreformen wie das GKV-Wettbewerbsstärkungsgesetz (GKV-WSG), das Arzneimittelmarktneuordnungsgesetz (AMNOG) und Versorgungsstärkungsgesetz (GKV-VSG) haben sowohl unter den Leistungserbringern als auch unter den Krankenkassen starken Wettbewerb hervorgerufen (Sachverständigenrat Gesundheit, 2012). Für Arzthonorare, Arzneimittel und Krankenhäuser gab es in der Vergangenheit enorme Budgetkürzungen.

Durch diese gesundheitspolitischen Entwicklungen mit dem zunehmenden Mitbewerbermarkt und der Notwendigkeit, Kosten einzudämmen sind alle Beteiligten gezwungen, strategisch zu arbeiten, um am starken Mitbewerbermarkt herauszuragen. Jedoch bilden die Musterberufsordnung für Ärzte (MBO-Ä), das Heilmittelwerbegesetz (HWG), das Telemediengesetz (TMG) sowie das Gesetz gegen unlauteren Wettbewerb (UWG) und das Gesetz gegen Wettbewerbsbeschränkungen (GWB) einen starren Rahmen um die Ausgestaltung von Marketingmaßnahmen. Das HWG regelt neben dem UWG die Werbung für Arzneimittel und Medizinprodukte. Gemäß HWG dürfen außerhalb von Fachkreisen keine Krankengeschichte oder Krankheitssymptome in Bezug auf eine Therapie oder Diagnostik genannt werden (§ 11 Abs. 1 Nr. 3 HWG). Die MBO-Ä regelt das Marketing für Ärzte und spricht Verbote für berufswidrige Werbung aus (§ 27 Abs. 3 S. 2 MBO-Ä). Neue Gesetze, wie das im Juli 2015 in Kraft getretene IT-Sicherheitsgesetz, das im Januar 2016 eingeführte E-Health-Gesetz und die ab Mai 2018 geltende EU-Datenschutzgrundverordnung

(EU-DSGVO) haben weitere Auswirkungen auf das Marketing in der Gesundheitsbranche. Mit dem E-Health-Gesetz sollen Krankenhäuser und Arztpraxen digital miteinander vernetzt und der Datenaustausch erleichtert werden (Bundesministerium für Gesundheit, 2018). Die DSGVO greift hier jedoch ein und setzt einen besonderen Schutz gesundheitsbezogener Daten an und hat klare Vorgaben zu technischen und organisatorischen Standards.

Bei all diesen Veränderungen und Restriktionen, denen die Branchen des Gesundheitswesens unterworfen sind, stellt sich die Frage, welche Form des Marketings im Gesundheitswesen den besten Effekt und die stärkste Kundenbindung erzielt und welche Form des Marketings den größten Markt generiert. Das traditionelle Marketing zeigt immer noch eine starke Präsenz in der Literatur. Die Entrepreneurship-Forschung zeigt wiederum, dass traditionelle Marketingmethoden bei sich stetig wandelnden Rahmenbedingungen wenig Effekt haben. Darüber hinaus wird zunehmend eine Überarbeitung des kommerziell orientierten Marketingansatzes der klassischen Marketingehre diskutiert (Frodl, 2011, S. 23-37; Kraus et al., 2011; Kraus & Gundolf, 2012). Im Folgenden wird der neue Ansatz des Entrepreneurial Marketings auf seine Anwendbarkeit im Gesundheitswesen untersucht und den Stärken und Schwächen werden die Chancen und Risiken dieser innovativen Form des Marketings gegenübergestellt.

2. Entrepreneurial Marketing

2.1 Begriffsdefinitionen

Entrepreneurial Marketing setzt sich aus zwei Worten zusammen: Entrepreneur und Marketing. Es gibt viele Definitionen des Begriffes »Marketing«. Im Lexikon der BWL findet man folgende Bezeichnung: »Marketing generell ist eine unternehmerische Grundhaltung mit dem Merkmal der systematischen Ausrichtung aller unternehmerischer Aktivitäten auf die Abnehmer« (Schneck, 2015, S. 69). Seiler beschreibt Marketing als »eine unternehmerische Denkweise, die den Kunden mit seinen Wünschen und Anforderungen in den Mittelpunkt aller Aktivitäten stellt. Sämtliche Tätigkeiten einer Organisation haben sich auf die Bedürfnisse und Erwartungen des Marktes respektive der Kunden auszurichten« (Seiler, 2006, S. 19). Marketing ist also Ausdruck einer marktorientierten und unternehmerischen Denkweise zur Ausrichtung der Unternehmensaktivitäten am Kunden bzw. am Patienten (Papenhoff & Platzköster, 2010, S. 11). In Abgrenzung zur Verkaufsorientierung bei bestehendem Nachfrageüberhang wird dieses Begriffsverständnis als »Marketing-Orientierung« bezeichnet und richtet sich auf ein vorhandenes Bedürfnis auf dem Markt. Für den Begriff »Entrepreneur« oder »Entrepreneurship« existiert keine vollständig deckungsgleiche Übersetzung. Das Wort kommt aus dem Französischen und wurde anschließend anglisiert (Fueglistaller, Müller, Müller, & Volery, 2012). »Entreprendre« kann sinngemäß etwa mit »unternehmen« übersetzt werden. Am ehesten kann »Entrepreneurship« mit Unternehmertum und »Entrepreneur« mit Unternehmer oder Unternehmensgründer übersetzt werden, wobei das innovative beziehungsweise kreative Element bei dieser Definition vernachlässigt ist (Malek & Ibach, 2004, S. 105). Die Besonderheit des Begriffes des Entrepreneurs liegt in der gedanklichen Verknüpfung mit knappen Finanzen, kreativen und flexiblen Marktaktivitäten, Offenheit für Innovation und unbedingter Kundenorientierung (Morris, Schindehutte, & LaForge, 2002, S. 1). Miller definiert den Begriff wie folgt »an entrepreneurial firm is one that engages in product-market innovations, undertakes somewhat risky ventures, and is *first* to come up with ›pro-active‹ innovations, beating competitors to the punch« (Miller, 1983, S. 771).

Trotz der zunehmenden Bedeutung des Themas ist Entrepreneurial Marketing in der Literatur nicht präzise definiert. Um den Begriff einzugrenzen, kann man versuchen, vom Kern des Entrepreneurial Marketings heranzugehen: Viele Autoren widmen sich zum einen den theoretischen Grundlagen des Entrepreneurial Marketings, untersuchen die Schnittstellen von Unternehmertum und Marketing und extrahieren Konzepte des klassischen Marketings heraus, um sie speziell auf Gründungsunternehmen und kleine und mittelständische Unternehmen zu übertragen (Kraus et al., 2011). Eine andere Herangehensweise hingegen betrachtet Entrepreneurial Marketing als ein Marketingkonzept, welches generell auf unternehmerischem Denken beruht. Dies entspricht der aktuellsten Deutung des Begriffes. Geprägt durch diese beiden Sichtweisen existieren in der Literatur momentan eine enge und eine weitere Begriffsdefinition des Entrepreneurial Marketings (Kuckertz, 2015, S. 7). Das enge Begriffsverständnis begrenzt sich ausschließlich auf die Anforderungen von Unternehmensgründungen (Gruber, 2004). Diesem Verständnis folgend hat Entrepreneurial Marketing die Aufgabe, Unsicherheiten der jungen Unternehmen zu kontrollieren und zu überwinden (Mauer & Grichnik, 2011, S. 59). Dieses Konzept stellt die Person des

Unternehmers stark in den Vordergrund jedes unternehmerischen Handelns und macht sie zum Mittelpunkt aller unternehmerischen Ausrichtungen. Das weite Begriffsverständnis des Entrepreneurial Marketings bezieht sich weniger auf eine konkrete Unternehmensform und ist eher als eine Marketingphilosophie zu verstehen. Auch die Entrepreneurship-Forschung geht heute immer mehr weg von der Person des Entrepreneurs bzw. des Unternehmensgründers hin zu einem eher generellem Begriffsverständnis allen »unternehmerischen Verhaltens« innerhalb etablierter Unternehmen, Unternehmensgründern, staatlichen und Non-Profit-Organisationen (Stevenson & Jarillo, 2007, S. 155). Entscheidender sind die Verwirklichung proaktiver Strategien, die offene Haltung gegenüber neuen Ideen, die flexible Reaktion auf günstige Chancen am Markt, die clevere Verwendung spärlicher finanzieller Mittel und die innovative Gestaltung von Kundenlösungen (Chaston, 2000; Mauer & Grichnik, 2011; Rößl, Kraus, Fink, & Harms, 2009). Im weiten Begriffsverständnis steht jede beteiligte Person im Mittelpunkt, jeder Mitarbeiter ist Teil des Ganzen – die Person des Unternehmens bleibt wichtig, steht jedoch nicht im Mittelpunkt aller Unternehmensaktivtäten. Möchte man beide Konzepte zu einer Definition kombinieren, kann man die Gemeinsamkeiten beider Begriffe folgend zusammenfassen: Das Entrepreneurial Marketing ist eine aufgeschlossene Denkweise und eine Form der Unternehmensführung, die versucht, mit kreativen Lösungsansätzen eigene Schwächen und Unsicherheiten zu überwinden und in Stärken umzuwandeln und somit das Wachstum des Unternehmens voranzutreiben.

In der vorliegenden Arbeit wird Entrepreneurial Marketing als eine Marketingkonzeption interpretiert, die zwar von den Besonderheiten junger Unternehmen geprägt ist, aber gleichzeitig für etablierte Unternehmen viele wertvolle Strategien mit sich bringt. Aufgrund der besonderen Stellung und Herausforderung junger Unternehmer wird jedoch gelegentlich eine Fokussierung auf Jungunternehmer vorgenommen. Konkretisiert werden die innovativen Ansätze des Entrepreneurial Marketings in Kapitel 3.

2.2 Konzeptbeschreibung

Die Entrepreneurship-Forschung hat gezeigt, dass ein allgemeingültiges Konzept zur Realisierung einer erfolgreichen Marktstrategie nicht existiert (Kotler & Fernando Trías de Bes, 2005). Jedoch sind viele der klassischen Marketingtechniken für junge Unternehmen aufgrund deren besonderen Stellung am Markt nicht ohne Weiteres anwendbar und führen nicht zu optimalen Ergebnissen (Kraus et al., 2011, S. 44 ff.). Die American Marketing Association (AMA) erkennt diese besondere Problematik und definiert Marketing als »kontextabhängig« (Hills, Hultman, & Miles, 2008). Gerade der Kontext, also das Umfeld beispielsweise von jungen Unternehmen ändert sich stetig, und daher lassen sich klassische Konzepte des Marketings für diese nur bedingt anwenden.

Das Entrepreneurial Marketing legt daher im Gegensatz zum klassischen Marketing Mix den Fokus auf innovative Ideen und Flexibilität und Ansprechen der Emotionalität der Kunden angesichts eines sich rasch wandelnden Marktes, wie im nächsten Abschnitt aufgezeigt wird. Damit kommt dem klassischen Marketing Mix zwar auch Bedeutung zu – diese ist aber nicht die richtungsweisende strategische Ausrichtung des Entrepreneurial Marketings. Eine eindeutige Abgrenzung des Entrepreneurial Marketings zum klassischen Marketing in der Art und Weise, dass die klassische Marketingstrategie prinzipiell nur in etablierten Unternehmen und das Entrepreneurial Marketing ausschließlich bei Unternehmensgründer anwendbar wäre, gibt es jedoch nicht (Kuckertz, 2015, S. 7 ff.). Die Unterscheidung zwischen den beiden Konzepten ist eher eine gedankliche Abstraktion, um die beiden Konzepte von ihren Extremen her zu verstehen (Mauer & Grichnik, 2011).

Wachsende Wirtschaftssektoren mit einer steigenden Zahl an Unternehmensgründungen haben im Gegensatz zu etablierten Unternehmen mehr »Liabilities«, also Lasten, die ihnen den Marktzugang erschweren. Aufgrund dieser Besonderheiten können Jungunternehmer nicht alle Strategien des klassischen Marketings in die Tat umsetzen, wie zum Beispiel kostspielige TV- oder Eventkampagnen. Ziel des Entrepreneurial Marketings ist es daher, die Perspektive zu wechseln und die Rahmenbedingungen zunächst gedanklich-konzeptionell derart kreativ umzugestalten, dass die Schwächen junger Unternehmer in Stärken umgewandelt werden können (Kirchner & Loerwald, 2014, S. 23 ff.; Kuckertz, 2015; Mauer & Grichnik, 2011). Hierbei werden oft kreative Innovationen mit ökonomischen Aspekten verbunden wie dies beispielhaft in Tabelle 1 aufgezeigt ist (siehe Anhang, Tabelle 1).

Aufgrund ihrer geringen Größe und dynamischeren Verwaltungsstrukturen als die der großen Konzerne, können junge Unternehmen leichter die Initiative ergreifen, flexibler und rascher auf die Bedürfnisse ihrer Kunden reagieren und somit schneller eine geeignete Marktposition einnehmen (Hills et al., 2008). Die Marketing Akademy Hamburg nennt »Time to Market«, also die Zeitspanne zwischen Produktentwicklung und Marktzugang, einen besonders kritischen Moment jeglichen Marketings (Marketing Akademie Hamburg, 2018). Junge Unternehmer können ihre geringe Größe also vorteilhaft nutzen, um flexibler als die Konkurrenz auf Trends zu reagieren, Kundenfeedback schneller aufzunehmen, die Angebote zügiger den Kundenbedürfnissen anzupassen und neue Vertriebskanäle rascher ausfindig zu machen, um als erste das Produkt oder die Dienstleitung auf dem Markt zu platzieren.

Das Entrepreneurial Marketing setzt seinen Fokus stark auf innovative Ideen und intendiert, diese in ein funktionierendes Geschäftskonzept zu überführen, um damit einen besonderen Kundenwert, einen »value to customer«, zu schaffen (Granig & Perusch, 2012, S. 21-86). Der Life Sciences Leader bei Ernst & Young Patrick Flochel nennt Innovation als größten Erfolgsfaktor (Patrick Flochel EY, 2018). Die optimale Anwendung des Marketings unter diesen Gesichtspunkten erfolgt daher unmittelbar, verblüffend und originell, es ist kaum wiederholbar oder kopierbar. Das Produkt bzw. die Dienstleistung wird regelrecht »in Szene gesetzt« und soll den Kunden emotional ansprechen (Fueglistaller et al., 2012, S. 215).

Der Benefit des Entrepreneurial Marketings hat viele Aspekte. Ein proaktives und selbstbewusstes Marketing ist nicht nur dann Erfolg versprechend, wenn die finanziellen Mittel eines Unternehmens knapp sind, sondern auch dann, wenn sich die externen Bedingungen eines Unternehmens als besonders lebhaft und unruhig herausstellen. Immer dann wenn sich neue Trends oder neue (technische) Möglichkeiten auf dem Markt etablieren, neue Wettbewerber den Markt erobern, die Konkurrenz ihre Unternehmensstrategien ändert, sind kreative, anpassungsfähige und originelle Strategien und Lösungen gefragt (Förster & Kreuz, 2013; Mauer & Grichnik, 2011; Rößl et al., 2009). Mit der Wahl von neuartigen Werbemethoden wird man nicht nur der Ressourcenknappheit der jungen Unternehmen gerecht, sondern auch der Tatsache, dass sich immer mehr Kunden von der Überflutung der häufig langatmigen und monotonen Reklame gelangweilt fühlen (Kroeber-Riel & Esch, 2004, S. 16).

Die besonderen Techniken des Entrepreneurial Marketings gehen auf Levinson zurück und beruhen auf dem Paradigma des Guerilla-Marketings (Levinson, 1984, 2007). Der Begriff leitet sich von der Militärsprache ab und betont eine besondere Form der Kriegsführung, bei der Taktik, List und Schlauheit gefragt ist – ähnlich dem Bildnis des »Trojanischen Pferdes«. Das Guerilla-Marketing ist ein strategisches Konzept, bei dem der komparative Konkurrenzvorteil in der Anwendung ungewöhnlicher Marketingmaßnahmen besteht. Bedeutend ist die Auswahl von unkonventionellen und überraschenden Marketingaktivitäten, um eine möglichst große Wirkung beim Kunden und eine hohe Reichweite am Markt zu erzielen (Hutter & Hoffmann, 2011, S. 12; Rößl et al., 2009; Schulte, 2007). Es gibt mehrere Instrumente des Guerilla Marketings, wie zum Beispiel das Virale Marketing (die exponentielle Verbreitung von Kommunikationsinhalten), das Buzz Marketing (Erzeugung von Aufmerksamkeit durch Unkonventionalität) sowie das Ambush Marketing (Ausnutzen der Marketingaktionen der Konkurrenz/Parasitäres Marketing) und das Ambient Marketing (Vor-Ort-Marketing) (Nufer, 2013, S. 210 ff.; Rößl et al., 2009; Schulte, 2007; ZDF Heute-Journal, 2008). Guerilla Marketing folgt dem Prinzip »KISS« nämlich »Keep it simple and stupid« (Zerr, 2003, S. 16). Im Kern geht es um die kreative Herangehensweise, spektakuläre Ideen, Exklusivität, Überraschungseffekt mit exponentieller Wirkung und geringem Mitteleinsatz. Durch Elemente der klassischen Marketinginstrumente können »marketing-mix-übergreifend« hochwirksame Guerilla-Maßnahmen entstehen, was wiederum die These bestärkt, dass klassisches Marketing nicht exakt von neuen Marketingmethoden getrennt werden kann (Fueglistaller et al., 2012, S. 216).

2.3 Abgrenzungen zum Klassischen Marketing

Das Konzept des Marketing-Mix der klassischen Marketinglehre wurde von E. Jerome McCarthy im Jahre 1960 definiert. Die Marketingempfehlungen des klassischen Marketings dominieren die Literatur sowohl für Unternehmen in der freien Marktwirtschaft als auch für Unternehmen im Gesundheitswesen (Kotler & Bliemel, 2001, S. 149; Meffert, Burmann, & Kirchgeorg, 2011, S. 1167). Nach dieser Theorie umfasst der Marketing-Mix die sogenannten »4Ps«: Product (Produkt), Price (Preis), Place (Distribution) und Promotion (Kommunikation).

Die grundlegende Aussage des Marketing-Mix ist einfach: »Es muss das richtige Produkt, zum richtigen Preis über den passenden Distributionskanal mit der wirksamsten Kommunikation zur richtigen Zeit im Markt platziert werden« (Heubel, 2018). Das Marketing-Verständnis hat sich durch die Änderungen auf dem Markt extrem gewandelt. In der industriellen Ära überstieg das Angebot die Nachfrage, das Marketing war »produktgetrieben«. Aus ökonomischer Sicht bezeichnet man einen solchen Markt als Verkäufer- oder Anbietermarkt. Erst ab den achtziger Jahren fand ein Wandel vom Verkäufer- zum Verbrauchermarkt statt, da sich die Wettbewerbsverhältnisse durch zunehmenden Wohlstand und steigender Konkurrenz verändert hatten (Gelbrich, Wünschmann, & Müller, 2014, S. 4). Durch die steigende Wettbewerberzahl entwickelte sich immer mehr eine Markt- und Kundenorientierung und etwa ab den 1980er Jahren entwickelte sich die große Macht der Käufer, sodass seither der Markt stark wettbewerbsgeprägt ist (Kotler, 2011, S. 430). Als McCarthy den Begriff der »4Ps« prägte, bestanden ganz andere Verhältnisse als heute. McCarthy formulierte die »4Ps« für einen Anbietermarkt, in welchem dem Kundenbedürfnis noch wenig Aufmerksamkeit geschenkt wurde (Mauer & Grichnik, 2011).

3. Entrepreneurial Marketing im Gesundheitswesen

3.1 Beispiele

Es gibt bisher nur wenige Beispiele von Entrepreneurial Marketing im Gesundheitswesen. Meist finden sie im Bereich von Public Health Anwendung. Über Mund-zu-Mund-Propaganda bzw. Virales Marketing als eine besondere Form von Entrepreneurial Marketing äußert sich die Marketingexpertin Frau Beck, die eine Marketing- und PR-Agentur leitet und ausschließlich auf das Gesundheitswesen spezialisiert ist: »Machen Sie von sich reden, erreichen Sie Ihre Zielgruppen mit den auf Sie zugeschnittenen Maßnahmen. Bleiben Sie im Gespräch, indem Sie regelmäßig berichten, Anlässe durchführen, die Medien über neue Entwicklungen informieren. Hinterlassen Sie einen bleibenden positiven Eindruck und überraschen Sie mit Neuem. Tun Sie Gutes und reden Sie darüber« (Beck, 2017, S. 9). Ein Beispiel für eine gelungene Umsetzung des kreativen und originellen Gedankens des Entrepreneurial Marketings zeigt eine Zahnarzt-Werbung: Auf einer großen Litfaßsäule hängt ein riesiges Plakat, auf dem ein lückenhaftes Gebiss abgebildet ist. Daran kleben Abreißzettel in Form von Zähnen, auf denen die Kontaktdaten eines Zahnarztes stehen. Durch Mund-zu-Mund-Propaganda kann sich diese Werbung epidemisch wie ein Virus ausbreiten und das Produkt erlangt dadurch eine große Bekanntheit. Einen originellen Überraschungseffekt erzielte das Breast Health Institute mit dem Leitspruch: »75 % der Männer schauen zuerst auf den Busen einer Frau. Ihr Gynäkologe sollte dazugehören« (Loss & Nagel, 2010, S. 59). Solche Aussagen bleiben im Gedächtnis haften und aktivieren die Menschen. Ein Paradebeispiel für Gesundheitskampagnen im englischsprachigen Raum ist die App, »Save the date to vaccinate« (Fischer & Krämer, 2016, S. 24; MamaMia, 2018; New South Wales Government/Health). Merck, ein Wissenschafts- und Technologieunternehmen in den Bereichen Healthcare und Life Science, hat ein Patent für ein innovatives Sicherheitsverfahren erhalten, welches Künstliche Intelligenz und Blockchain-Technologie kombiniert, und wirbt mit mehr Effizienz und innovativer Sicherheit im Gesundheitsbereich (BTC-Echo, 2019; Finanznachrichten, 2019). Beispielsweise könnten mit dieser Technologie Medikamentenfälschungen verhindert werden (Merck, 2019).

Auch Werbekampagnen aus anderen Branchen werden zunehmend untersucht und auf den Gesundheitsbereich übertragen: Eine kreative Umsetzung von Ambush Marketing gelang dem Unternehmen Nike auf dem Berliner Marathon im Jahre 1996: Adidas sponserte zwar den Berliner Marathon, doch es war das Unternehmen Nike, welches durch eine originelle Werbeaktion mehr Aufmerksamkeit bekam als der eigentliche Hauptsponsor. Nike bekleidete den ältesten Teilnehmer des Marathons mit dem Namen »Heinrich« komplett mit Nike-Klamotten und zog eine große Kampagne auf mit dem Motto *Go-Heinrich-Go!* (Nufer, 2005, 2010). Eine Werbemaßnahme, welche sich im Jahre 2015 durch virales Marketing rasant ausbreitete und enorm provozierte, war die Vermarkung von »normaler« Milch als neues, innovatives »Lifestyle-Getränk«. »Normale« Kuh-Milch wurde auf nie dagewesene Art und Weise in Szene gesetzt: Ein kurzer Werbeclip auf Youtube zeigt einen Roboter in Form einer Mutter, der ein menschliches Baby im Arm hält, um es an der Roboter-Brust zu stillen. Der »Still-Roboter« wird angetrieben durch die Milch, die das Unternehmen vermarktete (YouTube-Video Plain Milch, 2015). Das Video ging durch soziale Netzwerke und verbreitete sich explosionsartig. Um genauso viele Menschen mit Fernseh-Werbung zu erreichen, hätte das den Unternehmer ein Vielfaches gekostet (Stuttgarter Nachrichten, 2015). Auch im Gesundheitssektor findet man Werbekampagnen, die eine gewisse Beklemmung auslösen können: Die Anti-Raucher-Kampagne »Smoking Causes Cancer« der singapurischen Gesundheitsbehörde wurde wie ein Theaterstück mitten im Einkaufzentrum aufgeführt – kranke Patienten, Krankenschwestern und Ärzte wurden von Schauspielern dargestellt und in Szene gesetzt (Guerilla Marketing Agentur Deutschland, 2017). Diese drastischen Bilder, die das Leiden vieler krebskranker Menschen auf der künstlichen Bühne zum Leben erweckten, wirken lange nach. Zum 60. Jahrestag der Menschenrechte wollte Amnesty International auf den Menschenhandel aufmerksam machen und initiierte eine Aktion an der Gepäckausgabe eines Flughafens (Nufer & Kern, 2012, S. 9): Auf Gepäckbändern erschien ein durchsichtiger Koffer mit einer lebendigen Frau darin (YouTube-Video Zeiteinheit, 2009).

Ein weiteres Beispiel, welches kontrovers diskutiert werden kann und gemischte Gefühle hervorruft, war eine Guerilla Aktion eines Fitness-Studios. Die Firma installierte eine Waage in einer Bushaltestelle. Nahm ein Passant auf der Wartebank platz, wurde er automatisch gewogen und das Gewicht dieses Passanten war angeblich an einer öffentlichen Anzeigentafel zu sehen (Verbloggt, 2009). Ein weiteres Beispiel für den überraschenden Effekt, der durch Entrepreneurial Marketing erzielt werden kann, ist die Annonce des Deutschen Olympischen Sportbundes: Über eine Bildbearbeitung wurde die bekannte Statue des Michelangelo derart verformt, dass an ihm wulstige Fettpolster herunterhingen. Darunter steht »If you don't move, you get fat« (Loss & Nagel, 2010, S. 60; Northstar, 2007).

Die hohe Brisanz von Werbemaßnahmen im Gesundheitswesen macht die Debatte um Werbung für Schwangerschaftsabbrüche deutlich (Zeit Online, 2018). Bei diesem Streitgespräch ging es um die Abgrenzung zwischen neutraler Information und strafbarer Werbung auf der Grundlage des Strafgesetzbuches, in dem »Werbung für den Abbruch der Schwangerschaft« geregelt ist (§ 219a StGB). Politik, Fachgesellschaften, Ärztekammern und Bürger sind zu diesem sensiblen Thema miteinander in konzentrierter Diskussion (Deutscher Bundestag, 2018; Deutschlandfunk, 2019b). Ärztepräsident Prof. Dr. med. Frank Ulrich Montgomery hat hierzu eine Stellungnahme abgegeben und verdeutlicht, wie hochkomplex Diskussionen vor allem in Hinblick auf eine gesamt-gesellschaftliche Verantwortung sind (Deutschlandfunk, 2019a).

Diese Beispiele zeigen, dass die Ausgestaltungsmöglichkeiten der Konzepte und Techniken des Entrepreneurial Marketings im Gesundheitswesen auf sehr vielseitige Art und Weise Anwendung finden können. Durch das gezielte Ansprechen von Gefühlen kann enorme Aufmerksamkeit generiert werden und die Menschen werden durch emotional wirkende Reize aktiviert. Damit wäre die Voraussetzung geschaffen, das jeweilige Produkt zu verkaufen. Es stellt sich jedoch die dringende Frage, ob eine Marketingstrategie im Gesundheitswesen dies als Ziel verfolgen soll. Im nächsten Kapitel werden die Konzepte des Entrepreneurial Marketings auf das Gesundheitswesen transferiert und anschließend einer kritischen Betrachtung unterzogen.

3.2 Anwendbarkeit des Entrepreneurial Marketings im Gesundheitswesen

Viele Jungunternehmer scheitern in der Anfangsphase ihrer Unternehmensgründung. Es wurden zwar in Deutschland für das Jahr 2017 mehr Existenzgründungen als noch im Vorjahr verzeichnet, jedoch steigt auch die Zahl der Unternehmensinsolvenzen, die zu einem Großteil auf kleine und mittelständische Unternehmen fällt. Zu den rasant wachsenden Wirtschaftsbranchen mit steigender Zahl an jungen Unternehmen gehört in Deutschland der Gesundheitsmarkt. Dennoch wird sich die Situation im Gesundheitswesen durch die historisch hohen Gesundheitsausgaben und Finanzierungsengpässe deutlich verschärfen. Ein Instrument, um das Überleben und das Wachstum eines Unternehmens zu sichern, ist die Umsetzung einer erfolgreichen Marketingstrategie. Trotz der zunehmenden Bedeutung von neuartigen Marketingmethoden wie dem Entrepreneurial Marketing, finden diese Konzepte bisher nur wenig Beachtung. Die vorliegende Arbeit untersuchte die konzeptionellen Grundlagen des Entrepreneurial Marketings und fokussierte sich abschließend auf ihre Anwendbarkeit in Branchen des Gesundheitswesens.

Trotz der zunehmenden Bedeutung des Themas ist der Begriff des Entrepreneurial Marketings in der Literatur nicht einheitlich definiert. In einem sehr begrenzten Begriffsverständnis beschränkt sich Entrepreneurial Marketing ausschließlich auf die Bedürfnisse von Gründungsunternehmen (Gruber, 2004). Diese Definition hat sich jedoch geöffnet und nach aktuellster Sichtweise versteht man unter Entrepreneurial Marketing eine aufgeschlossene Denkweise und eine innovationsfreudige Unternehmensführung, welche die eigenen Schwächen und Unsicherheiten auf dem Markt mit cleveren und kreativen Lösungen in Stärken umwandelt, um somit das Wachstum des Unternehmens zu garantieren. Entrepreneurial Marketing ist zwar durch die besondere Situation von jungen Unternehmen entstanden, jedoch können auch etablierte Unternehmen von dem fortschrittlichen Ansatz profitieren.

Durch die besondere Stellung sowie der vergleichsweise hohen Insolvenzrate junger Unternehmer, welche Verluste gerade in der Anfangsphase der Unternehmensgründung schwer ausgleichen können, ist eine Fokussierung der Marketingstrategie speziell auf die Bedürfnisse von Jungunternehmern durchaus sinnvoll. Klassische Marketingkonzepte, welche die Marketinglehre noch stark dominieren, lassen sich nicht ohne Weiteres auf kleine und mittlere Unternehmen übertragen. Das Entrepreneurial Marketing bietet bei der Entwicklung neuartiger Werbekonzepte passende Möglichkeiten, die diesen besonderen Herausforderungen der jungen Unternehmen Rechnung tragen.

Entrepreneurial Marketing als innovativer Ansatz in Brachen des Gesundheitswesens ist wenig untersucht und es gibt kaum Beispiele aus der Praxis. Eine kritische Auseinandersetzung mit den Chancen und Risiken des Entrepreneurial Marketings speziell im Bereich Health Care findet man in der Literatur bisher nicht (Elste, 2004; Granig & Perusch, 2012; Gurtner, Hietschold, & Vaquero Martin, 2017; Papenhoff & Platzköster, 2010). In der Gesundheitsbranche, welche sich zunehmend gewinnorientiert ausrichtet, wird das Thema Marketing ein bedeutendes Managementkonzept werden. In den USA ist Health Care Marketing seit den 1970er Jahren ein wichtiger Bestandteil der Unternehmensausrichtung. In Deutschland gewinnt dieses Thema in den letzten Jahren auch zunehmend Beachtung (Harms & Gänshirt, 2005, S. 145). Marketing zählt zu einer zentralen Aufgabe eines Managements, nicht nur in der freien Marktwirtschaft sondern auch in Non-Profit-Organisationen (Schwarz, 1992).

Eine zentrale Besonderheit des Gesundheitswesens in Deutschland, welche das Marketing stark prägt, sind politisch-wirtschaftliche sowie rechtliche Rahmenbedingungen. Die Gesundheitsreformen der letzten Jahre intendierten bewusst mehr Wettbewerb unter den Leistungserbringern und den Krankenkassen. Die sektorale Trennung von ambulant und stationär verschwindet zunehmend und für Arzthonorare, Arzneimittel und Krankenhäuser gab es in der Vergangenheit tiefgreifende Budgetverschärfungen. Die Direktverträge von Krankenkassen und Leistungserbringern bewirken zudem immer stärkeren Konkurrenzdruck. Dieser Wettbewerb ist bewusst erwünscht, wie dem Passus auf der Seite des Bundesministerium für Gesundheit zu entnehmen ist, in dem Verträge im Sinne der hausarztzentrierten Versorgung zwischen »... besonders qualifizierten ...« Hausärzten und der GKV geschlossen werden können (Bundesministerium für Gesundheit, 2011). Durch Direktverträge zwischen GKV und Leistungserbringern werden diese gezwungen, attraktiv für die Krankenkassen zu sein. Welchen Umfang solche Versorgungsstrukturen annehmen können, zeigt das Unternehmen Kaiser Permanente in den USA, das von der Krankenversicherung bis hin zum Krankenhausaufenthalt alle gesundheitsbezogenen medizinischen Leistungen anbietet (Kaiser Permanente, 2018). Auch durch den Innovationsfonds als einer der Hauptbestandteile des GKV-VSG, mit dessen Hilfe innovationsträchtige Versorgungsformen gefördert werden sollen, wird der Leistungswettbewerb der Kassen untereinander sowie unter den Leistungserbringern forciert (Zerth, Engelmann, & Oberender, 2016).

Um in dem steigenden Wettbewerb konkurrenzfähig zu bleiben, erlangen geeignete Marketing- und Managementideen eine enorme Bedeutung. Die Umsetzung wird in Deutschland durch viele rechtliche Besonderheiten wie die MBO-Ä, das HWG, das TMG sowie das Gesetz gegen unlauteren Wettbewerb eingeschränkt. Die MBO-Ä besagt, dass jegliche Werbung, die zum Beispiel den Arzt als Person in den Vordergrund stellt, berufswidrig ist (§ 27 Abs. 3 S. 2 MBO-Ä). Auch Aussagen wie »Unsere Klinik ist die Nummer Eins für die Therapie von Herzrhythmusstörungen« ist untersagt (Kock, 2013; Lehment, 2000). In den USA ist diese Regulierung nicht so stark und Marketingkonzepte sowie Praxisbeispiele aus den Gesundheitsbrachen der USA lassen sich daher nicht so ohne Weiteres in Deutschland umsetzen (Anderson, Reinhardt, Hussey, & Petrosyan, 2003; Kay, 2007). Zudem hat die kürzlich in Kraft getretene DSGVO direkte Auswirkungen auf das Online-Marketing wie zum Beispiel das E-Mail-Marketing. Bei Rechtsverstößen drohen Bußgelder in Millionenhöhe. Seit Inkrafttreten der DSGVO im Mai 2018 dürfen Werbe-E-Mails ausschließlich nach vorheriger Zustimmung durch den Empfänger versendet werden und schon bei der Adresssammlung muss die Werbeabsicht dargelegt sein und welche Art des Mailing man künftig versenden wird (Angebote, Praxisinformationen oder Newsletter). Durch das E-Health-Gesetz möchte der Gesetzgeber die digitale Vernetzung im Gesundheitswesen vorantreiben. Die Sicherheit im Austausch von Gesundheitsinformationen wird künftig ein wichtiges Thema sein, wie die folgenschwere Cyberattacke auf das Lukaskrankenhaus in Neuss zeigte (Süddeutsche Zeitung, 2016).

Das Besondere am Gesundheitswesen ist zudem, dass derjenige, der die Leistung bezahlt (die Krankenkassen), nicht derjenige ist, der die Leitungen nachfragt (der Patient), so wie das in den meisten anderen Märkten eigentlich der Fall ist. Zudem gibt es in öffentlichen Krankenhäusern anders als im freien Markt keine Vertragsfreiheit, es besteht ein Kontrahierungszwang zur vertraglichen Bindung mit den gesetzlichen Krankenkassen (Bruckenberger, Klaue, & Schwintowski, 2005, S. 31; Renze-Westendorf, 2010, S. 199-220). Auch eine freie Preisbildung ist durch die Vorschriften des SGB V nicht möglich. Der Preis als traditionelles Marketinginstrument für den erwerbswirtschaftlichen Bereich ist für die Basisversorgung der Patienten also nachrangig (Hermanns, 2002). Es fallen daher für den Gesundheitsmarkt viele Grundprinzipien des freien Marktes weg und das Marketing muss diese Rahmenbedingungen berücksichtigen (Lauterbach & Stock, 2009, S. 13-22; Meffert, Burmann, & Kirchgeorg, 2015, S. 45 ff.; Pufahl, 2014). Auf den Punkt gebracht, ist das deutsche Gesundheitswesen ein komplexes Gebilde, welches sich aus vielen Akteuren zusammensetzt und aus gegenseitigen Abhängigkeiten, strukturellen Verbindungen und gesetzlichen Regularien besteht. Dies bringt starke Begrenzungen in der Ausgestaltung der verfügbaren Marketingtechniken mit sich (Schöffski, 2008, S. 3-22). In der Gesundheitsbranche befinden sich die Akteure in einem Dilemma zwischen Wettbewerb, die im Grundgesetz verankerte Fürsorgepflicht des Staates und dem Solidaritätsprinzip (Art. 20 Abs. 3 GG; § 1 Abs. 1 S. 1 SGB V).

Vor dem Hintergrund der historisch hohen Gesundheitsausgaben und den damit verbundenen Finanzierungsschwierigkeiten werden viele Veränderungen auf Versicherte, Versicherungen, Leistungserbringer, Apotheker, pharmazeutische Unternehmer und Pflegekräfte zukommen. Auf längere Sicht betrachtet, wird es weitere Kürzungen des Regelleistungskatalogs geben und immer mehr medizinische Leistungen werden nicht mehr von der Solidargemeinschaft finanziert werden können und Selbstbeteiligungen werden zunehmen.

Insbesondere Wahlleistungen, nichtmedizinische Serviceleistungen, gesundheitspräventive Maßnahmen, Maßnahmen der ästhetischen Medizin und auch der Pflegebereich werden sich in die privat finanzierten Leistungen verschieben. Auf dem Gesundheitsmarkt wird künftig die solidarische Finanzkraft sinken und Gesundheitsdienstleistungen werden mehr und mehr privat getragen werden (Ebel, 2009). Die Wettbewerbssteigerung im Gesundheitsbereich hat also viele Gründe und wird immer weiter an Bedeutung erlangen. Durch die Erhebung der volkswirtschaftlichen Daten für den Gesundheitssektor wird das Gesundheitssystem in Deutschland zunehmend einer wirtschaftspolitischen Betrachtung unterzogen.

Das Ringen um gute Vertragsbedingungen und Positionierung des Unternehmens auf dem Markt macht professionelle und passende Werbe- und Marketingmaßnahmen immer wichtiger und die Gesundheitsbranche wird sich dem Wettbewerb immer mehr öffnen müssen. Vor diesem Hintergrund ist eine strategische Positionierung in allen Teilbereichen der Gesundheitsbranche erforderlich, um im Wettbewerb bestehen zu können. Dass das Marketing im Gesundheitsbereich bisher unzureichend untersucht ist und es kaum Handlungsempfehlungen gibt, ist der Tatsache geschuldet, dass Marketingaktivitäten in der Medizin bisher keine große Bedeutung hatten, da diese eher gemeinnützig als gewinnorientiert ausgerichtet war und es strenge gesetzliche Regelungen gibt (Hoffmann & Müller, 2010, S. 9). Bislang stand im Gesundheitswesen die Dienstleitung des Arztes im Mittelpunkt. Durch die Stärkung der Rolle des Patienten wird der Patient immer mehr als Kunde betrachtet und wird zunehmend mit seinen Bedürfnissen im Fokus stehen (World Health Organization, 2009, S. 190). Künftig wird der mitbestimmende Patient die Richtung seiner medizinischen Behandlung vorgeben, was zu einem Umdenken und

Änderung der Verhaltensweisen führen wird (Palumbo, 2017; Zerth et al., 2016). Ansatzpunkt für einen komparativen Konkurrenzvorteil von Branchen im Gesundheitswesen ist die Ausrichtung der Dienstleistungen an den Bedürfnissen der Patienten und konsequente, für den Patienten wahrnehmbar bessere Qualität einer exklusiven Leistungserbringung im Bereich der Pflege, einer zusätzlichen Diagnostik, oder präventiven Maßnahme.

In der Fachliteratur herrscht Konsens darüber, welche Ziele das Marketing im Gesundheitsbereich verfolgen soll. Die meisten wissenschaftlichen Artikel und Bücher zu dem Thema Marketing im Gesundheitswesen empfehlen jedoch zu deren Umsetzung die klassischen altbewährten Marketingstrategien. Berücksichtigt man jedoch die Besonderheiten, denen sich die Branchen im Gesundheitswesen gegenüberstehen, stellt man fest, dass sie vielen rechtlichen und strukturellen Unsicherheiten entgegensehen. Die Entrepreneurship-Forschung zeigt, dass Unternehmen, die einem solch starken Wandel unterliegen wie der Gesundheitsbereich, mit klassischen Marketingmaßnahmen keine optimalen Ergebnisse erzielen (Kraus et al., 2011; Kraus & Gundolf, 2012). Vor dem Hintergrund der starken Planungsunsicherheit und dem Wegfall einiger Grundprinzipen des freien Marktes, bleibt vom klassischen 4P-Modell des traditionellen Marketings für den Gesundheitsmarkt nicht mehr viel übrig als »Promotion«, also die Kommunikation (Sagner-Heinze, 2018). Um junge – aber auch seit Jahren bestehende – Unternehmen im Gesundheitswesen im Wachstum zu fördern, ist es erforderlich, ihre »liabilities« zu verstehen. Diese Schwächen begründen sich sowohl in der Neuheit des Unternehmens an sich als auch in der Unsicherheit, welche die Branchen des Gesundheitssektors generell auszeichnet. Dazu zählen neben den politisch-wirtschaftlichen Unsicherheiten und rechtlichen Rahmenbedingungen auch die fehlenden finanziellen Ressourcen, der Mangel an Personal, begrenzte zeitliche Kapazität, hoher Wettbewerb, wenig Kunden- und Managementerfahrung. Ziel des Entrepreneurial Marketings ist es, eine andere Perspektive einzunehmen und zunächst gedanklich-konzeptionell die Rahmenbedingungen derart kreativ umzugestalten, dass Chancen besser erkannt und Schwächen in Stärken umgewandelt werden können. Das Entrepreneurial Marketing erkennt in dem Wandel und in der Unsicherheit eine Chance. Junge Unternehmer können zum Beispiel ihre geringe Größe vorteilhaft nutzen, um flexibler als die Konkurrenz auf Trends zu reagieren, Kundenfeedback schneller aufzunehmen, die Angebote zügiger den Kundenbedürfnissen anzupassen und neue Vertriebskanäle proaktiv zu nutzen. Zu den Stärken zählen daher Flexibilität, rasche Umsetzung der Kundenbedürfnisse, proaktives Handeln bis hin zu Provokation, um dadurch per Überraschungseffekt neue Kundenaufmerksamkeit zu gewinnen und hiermit in kürzester Zeit neue Märkte zu erobern. Die Chance besteht darin, die Aufmerksamkeit des Patienten als Multiplikator zu nutzen, um das Unternehmen bekannt zu machen und das Image zu steigern. Das Entrepreneurial Marketing als innovatives Unternehmenskonzept versteht es sogar, die höheren Anforderungen, welche die DSGVO für die Gesundheitsbranche mit sich bringt, als Vorteil für sich zu nutzen: Die Vereinheitlichung der Datenschutzrichtlinien bietet die Chance zum globalen Austausch lebenswichtiger Gesundheitsinformationen. Ein im Ausland tätiger Patient könnte künftig ohne bürokratische Hürde seine Behandlung in dem anderen Land fortsetzen. Sich flexibel auf die gesetzlichen Neuerungen einzustellen, um daraus einen Zusatznutzen für sich und den Patienten zu schaffen, ist ein Vorteil, den sich das innovative Marketing zu Nutze machen kann.

Gesundheit hat eine hohe Bedeutung und ist sehr emotional besetzt, mehr als es jede Verkaufsware auf dem Markt auch nur sein könnte. Daraus resultiert auch die größere Aufmerksamkeitsbereitschaft für dieses Thema. Gesundheit wird als ein hohes Gut angesehen und das deutsche Gesundheitssystem basiert auf gesellschaftlichen und ethischen Grundsätzen, welche das Gesundheitsmarketing direkt beeinflussen. Genau diesen Gedanken greift das Entrepreneurial Marketing auf und versucht auf geschickte und authentische Art und Weise die Kunden bzw. Patienten individuell und emotional anzusprechen, um nachhaltig Vertrauen zu gewinnen und einen hohen wechselseitigen Nutzen aufzubauen. Dies ist ein offensichtlicher Wettbewerbsvorteil des Entrepreneurial Marketings gegenüber der monotonen Werbeflut anderer Marketingmaßnahmen, welche dem sehr privaten und vertraulichen Thema Gesundheit nicht gerecht werden würden. Originelle Konzepte in empathischer Form umzusetzen und dem Patienten offen für seine Sorgen und Ängste zu begegnen, ist gerade im Gesundheitswesen elementar und stellt für den Patienten möglicherweise den entscheidenden Unterschied dar. Die Entwicklung der heutigen Zeit mit den technischen und gesellschaftlichen Fortschritten, die Digitalisierung, das stetig wachsende Gesundheitsbewusstsein mit steigender Zahlungsbereitschaft der Patienten und die unterschiedlichen Kundenprofile als Chance zu nutzen, bieten dem Entrepreneurial Marketing sogar eher als den klassischen Marketingkonzepten die Möglichkeit, dem sensiblen und sehr emotional behafteten Thema Gesundheit gerecht zu werden und adäquat zu begegnen. Für die Umsetzung des Entrepreneurial Marketings bestehen somit maximale Chancen auf Kundenneurekrutierung und Generieren neuer Märkte mit Aussicht auf Stabilität und Kundenloyalität. Zusammenfassend überwiegen die Stärken und Chancen des Entrepreneurial Marketings gegenüber den Schwächen und Risiken und es besteht für diese Form des innovativen Marketings großes Potential für seine Anwendbarkeit im Gesundheitswesen.

In Zukunft werden gerade Offenheit und innovative Ideen anderen Sektoren die Türe öffnen und es werden sich Möglichkeiten für eine originelle Zusammenarbeit ergeben. Vorstellbar ist die Zusammenarbeit zum Beispiel einer chirurgisch-kosmetischen Privatpraxis und einem Fitnessstudio gemäß dem Motto »Gesund sein und gut aussehen«. Die Patienten von heute sind moderne Kunden: Sie wollen sich online über die Klinik, die Arztpraxis, eine Behandlung oder ein Medikament informieren. Sie gehen Empfehlungen nach, sehen sich in Online-Portalen Arzt-Bewertungen an, vergleichen Medikamente und verschiedene Behandlungsoptionen miteinander. Hier zeigt sich die Bedeutung von Viralem Marketing, nämlich in der Bedeutung der Mund-zu-Mund-Propaganda. Wahlleistungen beispielsweise könnten ein Thema für ein Klinik-Portal sein. Je mehr Angebote eines Dienstleisters online verfügbar sind, desto fortschrittlicher und interessanter erscheint das in Wahrnehmung der Patienten – und umso größer wird ihre Loyalität (Gurtner et al., 2017; Papenhoff & Platzköster, 2010, S. 76-80). In den USA existiert schon das erste komplett virtuelle Krankenhaus (Mercy Virtual Care Center, 2015). Telemedizin wird ein neuer Kanal der Arzt-Patienten-Kommunikation werden. Behandlungsprozesse können mit Einsatz von Telemedizin verbessert und Versorgungslücken geschlossen werden. Den deutschen Ärzten wurde jahrelang der Einsatz von internetbezogenem Informationsaustausch mit Kollegen und ihren Patienten untersagt (§ 7 Abs. 4 MBO-Ä). Erst im Mai 2018 wurde im Rahmen des 121. Ärztetags angeregt, die MBO-Ä dahingehend abzuändern, dass dem Patienten telemedizinische Beratungen ermöglicht werden können (Deutsches Ärzteblatt, 2018). Hier öffnet sich auch für das innovative Entrepreneurial Marketing die Türe. Der Gesundheitssektor braucht eine neue flexible Form der patientenorientierten Ausrichtung, um die Chancen der New Economy zu ergreifen. Die schleppende Änderung zur Verwendung von Telemedien in der Medizin macht es deutlich: Jahrelang wurde an alten und überholten Strukturen festgehalten und die Augen vor neuen Möglichkeiten der Arzt-Patienten-Kommunikation verschlossen, obwohl sich die Optionen im Zeitalter der New Economy mit Digitalisierung und sozialer Vernetzung erweitert hatten.

Zur Umsetzung von originellen Ideen und neuen Technologien in der Medizin braucht man Offenheit und Mut. Querdenken, alte Pfade verlassen und neue Produkte oder Dienstleistungen zu schaffen, welche die Bedürfnisse der Patienten befriedigen, braucht ein aufgeschlossenes und unternehmerisch-innovatives Marketing, welches die »Möglichkeiten von Morgen« rasch in die Tat umsetzen kann. Die neuen Konzepte des Entrepreneurial Marketings bieten der rasant wachsenden Gesundheitsbranche originelle und zukunftsweisende Lösungsansätze, um neue Strukturen und Ideen in das Managementkonzept zu integrieren und in positiver Art und Weise für sich zu nutzen. Somit kann dieses Konzept einen vorteilhaften Beitrag zur patientenorientierten Ausrichtung der Gesundheitsbranche leisten. Das Entrepreneurial Marketing nutzt insbesondere im Gesundheitssektor als Kerngedanken Empathie und Kommunikation und setzt diese zum Wohle des Patienten ein. Eine in dieser Form aufgebaute Patientenbeziehung hat das Potenzial, eine nachhaltige Kundenbindung zu schaffen. Die ideenreichen Ansätze bieten jungen Unternehmen aber auch bestehenden Sektoren im Gesundheitsbereich zahlreiche Facetten und Ausgestaltungsmöglichkeiten, um die Wettbewerbsfähigkeit aufrechtzuerhalten, auszubauen und das Wachstum des Unternehmens zu sichern.

Durch diese fortschrittlich-innovative Herangehensweise an das Thema Gesundheit besteht gegenüber den klassischen Marketingmethoden eine erhöhte Gefahr des Imageverlustes bei Überschreiten der gesellschaftlichen und moralischen Grenzen. Faszination, Verärgerung und Geschmacklosigkeit können bei Anwendung von neuartigen Werbekonzepten im Gesundheitswesen eng zusammenliegen (Schulte, 2007, S. 144 ff.). Es besteht daher für ein innovatives und originelles Marketing ein höheres Risiko zum Flop sowie wenig Möglichkeiten zur Wiederholung. Diese Risiken muss das Gesundheitsmarketing berücksichtigen. Obwohl Gesundheit keine Verkaufsware ist und Krankheitsbekämpfung weiterhin solidarisch finanziert sein wird und von ethischen Leitmotiven bestimmt ist, werden Finanzierungsengpässe und steigender Wettbewerb in Zukunft bei allen Beteiligten im Gesundheitswesen Bedeutung erlangen. Der Gesundheitsmarkt wird mehr und mehr eine marketingbezogene Perspektive bekommen. Mit dem richtigen Konzept muss diese Ausrichtung jedoch nicht im Widerspruch zu der vertrauensvollen Arzt-Patienten-Beziehung oder der ethischen Aufgabe der Leistungserbringer stehen. Alle Beteiligten müssen daher Strategien erarbeiten, um gesellschaftliche und unternehmerische Interessen in Einklang zu bringen und die Balance zwischen wirtschaftlichen und sozialen Zielen und der medizinisch-ethischen Verantwortung zu finden (Ferrell & Fraedrich, 2015, S. 1-28).

Ein in Zukunft wichtiger Aspekt zur innovativen Versorgung der Patienten ist die sich rasant entwickelnde Blockchaintechnologie, eine hochmoderne Form der Datenverschlüsselung basierend auf dezentraler kryptografischer Verschlüsselung. Mit einer sicheren Blockchain für die Medizin könnte eine elektronische Patientenakte erstellt und der gefahrlose Datenaustausch im Gesundheitswesen erleichtert werden (Deloitte, 2018). Das Thema »Healthcare-Marketing im Gesundheitssystem von Morgen« war ein zentrales Thema auf dem Innovationskongress XPOMET im März 2018 in Leipzig (XPO-MET© Convention, 2018). Vorgestellt wurden tragbare EKG-Geräte sowie Diagnose-Apps mit konkreten Handlungsempfehlungen und Übertragung der Daten auf den Bildschirm des Arztes. Medikamentenspiegel könnten künftig über Sensoren, sogenannten Gesundheitsavataren, in Echtzeit gemessen werden (Medical Avatar, 2016). Gerade bei der Einführung dieser neuartigen Technologien in die Patientenversorgung wird das Marketing eine wichtige Rolle spielen, um die öffentliche Akzeptanz für diese Form der Datenverarbeitung zu erhöhen. Auf das innovative Managementkonzept des Entrepreneurial Marketings käme dann eine besondere Herausforderung zu, denn mit Einführung der Blockchaintechnologie in die Medizin entstünde eine völlig neue Form der Kommunikation.

Die Ausarbeitung des Entrepreneurial Marketings in der vorliegenden Arbeit betrachtet das gesamte Gesundheitswesen als »homogen«. Dies ermöglicht eine rasche Einarbeitung in die bisher wenig bekannte Thematik und dient der Übersichtlichkeit. Als Ansatz für eine weiterführende Arbeit sollte dies jedoch differenzierter betrachtet werden, denn »ein« Gesundheitsmarketing, welches nicht zwischen Krankenkassen, pharmazeutischer Industrie, praktizierenden Ärzten, Pflege- und Rehaeinrichtungen unterscheidet, wird möglicherweise die speziellen Kundenbedürfnisse der jeweiligen Zielgruppe verfehlen. Eine weitere Arbeit könnte sich daher mit der Differenzierung des Entrepreneurial Marketings für die jeweilige Subgruppe der Gesundheitsbranchen beschäftigen. Ein interessanter Aspekt einer neuen wissenschaftlichen Arbeit wäre, ob Marketing nicht auch Bedürfnisse schaffen kann. Bezogen auf das Gesundheitswesen und die steigende

Ärztedichte kann der Arzt seine besondere Stellung als Experte nutzen, bewusst sein Leistungsangebot erhöhen und bei den Patienten eine Nachfrage generieren, die über den rein medizinischen Nutzen hinausgeht. Auch hier finden die originellen und kreativen Konzepte des Entrepreneurial Marketing Anwendung, wenn es darum geht, gesundheitsbezogene Ängste der Patienten zu steuern. Die Evaluierung der ethischen Gesichtspunkte wäre Teil dieser wissenschaftlichen Auseinandersetzung.

3.3 Kritische Auseinandersetzung und ethische Aspekte

Um im harten Wettbewerb eine Positionierung zu erreichen und seine Expertise nach außen hin zu zeigen, ist auch bei den Leistungserbringern im Gesundheitswesen die Umsetzung einer erfolgreichen Marketingstrategie notwendig geworden. Die Bedeutung von geeigneten Marketingstrategien für den Gesundheitssektor nimmt daher stetig zu. Dies führt dazu, dass immer mehr Marketingkonzepte für den Gesundheitsbereich diskutiert und analysiert werden. Dieses Buch fokussiert die Konzepte des Entrepreneurial Marketings auf das Gesundheitswesen und stellt sich zeitgleich die Frage, warum für das Gesundheitswesen eine geeignete Marketingstrategie so schwierig zu gestalten ist und welcher höhere Zweck des Marketings im Gesundheitswesen eigentlich verfolgt werden soll.

Die Debatte um ein geeignetes Marketingkonzept im Gesundheitswesen wird nicht nur durch die Diskussion der Knappheit und die gerechte Verteilung der Güter im Sinne einer Ressourcenallokation geprägt: Die wirtschaftlichen Analysen im Gesundheitssystem sind zwar ökonomisch ausgerichtet, jedoch werden sie in Bezug auf das

Gesundheitswesen von der Öffentlichkeit nicht als neutral oder wertfrei wahrgenommen, wie dies möglicherweise in der kommerziellen Absatzwirtschaft der Fall ist. Sie werfen vielmehr ethische Fragen der Gerechtigkeit auf. Denn die Regeln der Gerechtigkeit gelten auch bei Knappheit, Finanzierungsengpässen sowie zunehmendem Wettbewerb. So kann man zwar beispielsweise aus ökonomischer Sicht verstehen, dass das AMNOG aufgrund der knappen Ressourcen für neue Arzneimitteln eine Nutzen- bzw. Kosten-Nutzen-Bewertung fordert, jedoch fragt man sich, ob die neue Wirkung des Arzneimittels alleine das auschlaggebende Moment sein sollte. Manchmal sind Ärzte dankbar um ein Medikament mit zwar gleichem Wirkmechanismus jedoch anderem Nebenwirkungsprofil. Somit stellt ein weiterer ganz wesentlicher Gesichtspunkt die ethische und emotionale Bewertung des Themas Gesundheit dar. Das deutsche Gesundheitssystem beruht unter Anderem auch auf tugend-ethischen Grundsätzen, die im Grundgesetz festgeschrieben sind (Art. 20 Abs. 3 GG; § 1 Abs. 1 S. 1 SGB V). Darüberhinaus hat Gesundheit eine hohe emotionale Bedeutung und ist hochpositiv besetzt. Dies macht den eklatanten Unterschied deutlich, wenn man im Marketing »Gesundheit« als Verkaufsware darstellt, denn keine auf dem Konsumgütermarkt noch so erstrebenswerte Ware kommt der Bedeutung von Gesundheit nahe: Mit Gesundheit ist die Verwirklichung vieler Lebensentwürfe und persönlicher Weiterentwicklung verbunden (Rüter, Da-Cruz, & Schwegel, 2011, S. 416). Gesundheit hat aber nicht nur einen hohen persönlichen Stellenwert, sondern stellt als allgemeinen Begriff der »Volksgesundheit« einen schützenswerten Aspekt dar. Die Berufsärzteordnung formuliert dies wie folgt: »Der Arzt dient der Gesundheit des einzelnen Menschen und des gesamten Volkes. Der ärztliche Beruf ist kein Gewerbe; er ist seiner Natur nach ein freier Beruf« (§ 1 Abs. 1 und 2 Bundesärzteordnung). Mehr als in jeder anderen Branche unterliegt daher die persönliche Gesundheit der emotionalen Bewertung durch den Patient. Daraus resultiert die größere Betroffenheit bezüglich dieses Themas (Deutscher Ethikrat, 2011). Selbst die wahrgenommene Qualität der Dienstleistung ist höchst individuell und basiert auf tiefem Vertrauen zu dem jeweiligen Arzt (Rüter et al., 2011, S. 292). Daher muss man mit großer Sorgfalt und Bedacht die betriebswirtschaftlichen Definitionen wie »Verkaufsware«, »Konsumgüter« oder »Kunde« wählen, wenn man diese auf das Gesundheitssystem übertragen möchte. Aufgrund des zunehmenden Einflusses der ökonomischen und betriebswirtschaftlichen Bedeutung wird der Patient oft als Kunde bezeichnet. Dies dient meist nur der Vereinfachung. Dennoch sollte klar sein, dass dieser Definition die komplexe Beziehung zwischen Arzt und Patient nicht gerecht wird, da diese viele Facetten beinhaltet (Rüter et al., 2011, S. 297). Der Patient kauft ja keine »Konsumgüter«, wenn er in der Apotheke sein Medikament abholt, zum Arzt geht oder eine Krankenversicherung abschließt; sondern er möchte Genesung und Schutz erfahren. Zudem sollte vor Augen geführt werden, dass die Arzt-Patienten-Beziehung durch den Hippokratischen Eid und die ärztliche Schweigepflicht geschützt sind. Gesundheit ist keine »Mensch-Sachleistung-Beziehung« oder »Mensch-Maschine«-Beziehung wie dies oft im erwerbswirtschaftlichen Bereich der Fall ist (Haas, 2005, S. 21; Montgomery et al., 2018; Rüter et al., 2011, S. 308 – 415). Jeder Akteur im Gesundheitswesen unterliegt diesen hohen ethischen und moralischen Grundsätzen.

Bernard Lown, Professor der Kardiologie an der Harvard Medical School und Friedensnobelpreisträger, beschreibt in seinem Buch »Die verlorene Kunst des Heilens« die Kunst » ...des Gesprächs, des Zuhörens und sensiblen Fragens und Beobachtens, des Aufbaus von Vertrauen und der mitfühlenden Aufklärung und Übertragung von

Hoffnung und Zuversicht ...« (Lown, 2004, S. 10). Seine ärztliche Philosophie konkretisiert er in dem vielzitierten Satz »Practicing the Art while Mastering the Science« (Lown, 2004, S. 11). Er fordert die Besinnung auf die eigentlichen Werte und Tugenden, und dem eigentlichen Zweck der Gesundheitsbranche. Überträgt man diese Ideologie auf die Marketingtechniken im Gesundheitswesen, dann könnte man es auf folgende Weise interpretieren: Die Wissenschaft der Marketinglehre auf das Gesundheitswesen zu übertragen, bedeutet die Kunst, auf die Bedürfnisse der Patienten zu sehen und sensibel damit umzugehen. Nicht deshalb weil man aus der Wirtschaftspsychologie weiß, dass mit Ansprechen der »Emotionalität« höhere Verkaufszahlen erreicht werden, sondern um den Marketingmaßnahmen im Gesundheitswesen als Ausdruck der Besonderheit des Gutes »Gesundheit« gerecht zu werden. Die Marketingmaßnahmen im Gesundheitswesen sollten daher über die Grenzen der reinen Marketinglehren und Wissenschaften der Betriebswirtschaftslehre hinausgehen und in den Dienst der Patienten gestellt werden.

Es geht im Gesundheitswesen nicht um die reine Erhebung skalierbarer Verkaufs- oder Fallzahlen. Vielmehr stellt Vertrauen, Unterstützung und Hilfe die Basis dar. Untersuchungen zeigen sogar, dass sich das »gute Empfinden« der Menschen erhöht, wenn es weniger soziale Ungerechtigkeit gibt (Selten & Ockenfels, 1998). Auch die Gewissheit, im Falle einer zukünftigen Erkrankung gut versorgt zu werden, stellt für die meisten Menschen einen beruhigenden Aspekt unseres Gesundheitssystems dar (Deutscher Ethikrat, 2011). Dies kann natürlich im Sinne einer Kundenorientierung verstanden werden, aber dann vor dem Hintergrund des Dienstes am Patienten und nicht um das rein kommerziell-geschäftsmäßige Interesse daran zu befriedigen. Ein geeignetes Marketing scheint für den Gesundheitsbereich unumgänglich, da sich der Gesundheitsmarkt zunehmend an ökonomisch-betriebswirtschaftlichen Kenn- und Analysezahlen ausrichtet. Aber genau diese komplexe Situation, dass Vertrauen eine höchst individuelle und persönliche Erfahrung ist, macht eine Handlungsempfehlung für das Marketing im Gesundheitswesen so schwierig. Die Emotionalität eines menschlichen Kontaktes und die persönliche Erfahrung des Patienten als Ansatzpunkt eines geeigneten Marketings im Gesundheitsbereich scheint hierbei eine solide Basis zu sein.

Auch wenn die Marketingstrategien des Entrepreneurial Marketings dazu anleiten, wie man Gesundheit »verkaufen« kann, sollte man im Gesundheitsmarketing nicht außer Acht lassen, dass Gesundheit keine Verkaufsware ist und nicht die Patienten dazu bringen sollte, diese zu dem eigenen Profitzweck zu manipulieren. Gerade wenn durch die Konzepte des Entrepreneurial Marketings die Emotionalität der Menschen im Vordergrund steht, müssen diese Marketingmaßnahmen umsichtig und rücksichtsvoll geplant werden – gerade wenn bei einer Marketing-Aktion Methoden zum Einsatz kommen, welche Aversion und Abscheu auslösen können und als anstößig oder empörend wahrgenommen werden (Schulte, 2007, S. 144 ff.). Folgt man dem Konzept KISS »Keep it small and stupid« wird ein komplexer Inhalt möglicherweise stark vereinfacht dargestellt und auf einen simplen Slogan wie beispielsweise »Smoking Causes Cancer« oder »If you don't move, you get fat« heruntergebrochen. Dies kann zu einer missverständlichen Vereinfachung führen (Loss & Nagel, 2010). Drastische Bilder können zur Folge haben, dass sich Menschen selbst verurteilen, verletzt sind und starke Schuldgefühle haben.

Marketing im Gesundheitswesen muss jedoch nicht grundsätzlich im Gegensatz zu ethischen Leitgedanken stehen. Marketing kann nämlich gerade auch dazu beitragen, dass das solidarisch finanzierte Krankenversicherungssystem weiterhin aufrecht erhalten werden kann (Rüter et al., 2011, S. 370 ff.). Wenn man beherzigt, dass Marketing im Gesundheitswesen mehr ist als reine Gewinnmaximierung und soziale Verantwortung in das Konzept integriert, muss die zunehmende ökonomische Ausrichtung des Gesundheitswesens nicht im Widerspruch zu einer vertrauensvollen Arzt-Patienten-Beziehung oder der tugend-ethischen Verantwortung stehen. Dies erfordert eine kontinuierliche medizinisch-ökonomische Evaluation, sowie eine fortwährende rechtliche und ethische Reflexion (Deutscher Ethikrat, 2011, S. 7; Ferrell & Fraedrich, 2015, S. 1-28).

4. Quo vadis: Marketing in der Gesundheitsbranche

Zu den rasant wachsenden Wirtschaftssektoren mit zunehmender Zahl an Unternehmensgründungen gehört in Deutschland der Gesundheitsmarkt. Viele Jungunternehmer scheitern jedoch in der Anfangsphase ihrer Unternehmensgründung. Ein zentraler Baustein, um den Erfolg und das Wachstum eines Unternehmens zu sichern, ist ein erfolgreiches Marketingkonzept. Mit dem Entrepreneurial Marketing werden insbesondere junge Unternehmen und Unternehmensgründer angesprochen, aber auch etablierte Unternehmen können von dem innovativen Ansatz dieses Marketingverständnisses profitieren.

Marketing in der Gesundheitsbranche weist gegenüber den klassischen Industrieunternehmen einige Besonderheiten auf. Aufgrund der politischen, wirtschaftlichen und rechtlichen Rahmenbedingungen steht das deutsche Gesundheitswesen einer starken Planungsunsicherheit entgegen. Die Entwicklungen der letzten Jahre mit Wettbewerbssteigerung, Finanzierungsengpässen und gravierenden Budgetkürzungen haben zu einer immer stärker werdenden Gewinnorientierung gesundheitlicher Dienstleistungen geführt. Marketing wird daher auch im Gesundheitswesen ein zunehmend wichtigeres Thema und die Ausgestaltung der Kunden- bzw. Patientenbeziehungen bekommt eine substanzielle Bedeutung. Hier setzt das Konzept des Entrepreneurial Marketings an und bietet zahlreiche Ausgestaltungsmöglichkeiten, um diese Unsicherheit mit originellen Ideen und Kreativität zu überwinden. Ziel des Entrepreneurial Marketings ist es, die Perspektive zu ändern und zunächst gedanklich-konzeptionell die risikoreichen Rahmenbedingungen derart umzugestalten, dass Chancen besser erkannt, Schwächen überwunden und in Stärken umgewandelt werden können. Die Entwicklung der heutigen Zeit mit zunehmender Digitalisierung und sozialer Vernetzung als Chance zu begreifen, ist die Kunst einer erfolgreichen und zukunftsweisenden Marketing- und Managementstrategie und findet im Entrepreneurial Marketing seine Verwirklichung.

Obwohl gegenüber klassischen Marketingmethoden die innovativen Strategien des Entrepreneurial Marketings ein höheres moralisches und rechtliches Konfliktpotenzial besitzen, kann gerade dieses neu- artige Konzept für den Patienten den entscheidenden Unterschied ausmachen. Die Ansätze des Entrepreneurial Marketings haben sogar eher als die klassischen Marketingkonzepte die Möglichkeit, dem sen- siblen und sehr emotional behafteten Thema Gesundheit gerecht zu werden und adäquat zu begegnen. Unter Wahrung der bestehenden rechtlichen Rahmenbedingungen stellt das Entrepreneurial Marke- ting im Gesundheitswesen einen wichtigen Erfolgsbaustein dar, um eine tragfähige Patientenbeziehung und einen hohen wechselsei- tigen Nutzen aufzubauen.

Die Gesundheitsbranche wird sich dem Wettbewerb immer mehr öffnen müssen. In Zukunft kann man der zunehmenden Digitalisie- rung und der sozialen Vernetzung, welche die New Economy mit sich bringt, durch Offenheit und Flexibilität gerecht werden. Durch die Umsetzung kreativer Ideen werden sich immer mehr Möglichkeiten für eine originelle Zusammenarbeit ergeben. Es bleibt abzuwarten, ob der Gesundheitsbranche zukünftig weniger Regularien bei der Ausgestaltung von Marketingkonzepten auferlegt werden und ob sich die öffentliche Akzeptanz für Werbung im Gesundheitssektor erhöht und sogar als eine Art der Informationsgewinnung und Vertrauen schaffende Maßnahme Beachtung finden wird. Dies erscheint zum jetzigen Zeitpunkt sogar wahrscheinlich, wie die Entschärfung der Telemedizin gezeigt hat. In welche Richtung sich das deutsche Gesundheitswesen und somit die Anwendbarkeit von Marketingstrategien entwickelt, bleibt offen. Innovative Patientenversorgung wie der Einsatz von Telemedizin und die sich rasant entwickelnde Blockchaintechnologie werden Themen der Zukunft sein. In den USA findet man einige Wegbereiter: Ausgedehnte private Versorgungsstrukturen wie das Unternehmen Kaiser Permanente, das von der Krankenversicherung bis hin zum Krankenhausaufenthalt alle gesundheitsbezogenen medizinischen Leistungen anbietet. Oder das erste komplett virtuelle Krankenhaus Mercy Virtual Care Center in den USA, was ein Beispiel dafür ist, dass Telemedizin zu einem neuen Kanal der Arzt-Patienten-Kommunikation wird. Die Herausforderung wird sein, gesellschaftliche und wirtschaftliche Interessen aufeinander abzustimmen und die Balance zwischen wirtschaftlichen Überlegungen und der medizinisch-ethischen Verantwortung zu finden.

Literaturverzeichnis

Achleitner, A.-K., & Bassen, A. (2003). *Controlling von jungen Unternehmen*: Schäffer-Poeschel.

Anderson, G. F., Reinhardt, U. E., Hussey, P. S., & Petrosyan, V. (2003). It's the prices, stupid: why the United States is so different from other countries. *Health Affairs, 22*(3), 89-105.

Beck, N. (2017). *Marketing im Gesundheitswesen – ist das wirklich nötig? Interview von Dr. Hans Balmer. Clinicum 5-10. Beckwerk Clinicum. Zuletzt aufgerufen am 01.02.2019, URL:* http://media.beckwerk.ch/clinicum_5_10.pdf.

Bruckenberger, E., Klaue, S., & Schwintowski, H.-P. (2005). *Krankenhausmärkte zwischen Regulierung und Wettbewerb*: Springer Verlag.

BTC-Echo. (2019). *Merck erhält US-Patent für Kombination von Künstlicher Intelligenz und Blockchain-Technologie.* Zuletzt geöffnet am 03.02.2019, URL: https://www.btc-echo.de/merck-erhaelt-us-patent-fuer-kombination-von-kuenstlicher-intelligenz-und-blockchain-technologie/.

Bundesärztekammer. (2017). Ärztestatistik 2017. Ambulant tätige Ärzte. Zuletzt aufgerufen am 01.02.2019, URL: http://www.bundesaerztekammer.de/ueber-uns/aerztestatistik/aerztestatistik-2017/ambulant-taetige-aerzte/

Bundesärztekammer. (2018). Ärztestatistik 2017. Im Krankenhaus tätige Ärzte. Zuletzt aufgerufen am 01.02.2019, URL: http://www.bundesaerztekammer.de/ueber-uns/aerztestatistik/aerztestatistik-2017/im-krankenhaus-taetige-aerzte/

Bundesärzteordnung (BÄO). § 1 Abs. 1 und 2 Der ärztliche Beruf. Zuletzt geöffnet am 02.02.2019, URL: https://www.gesetze-im-internet.de/b_o/BJNR018570961.html.

Bundesministerium für Gesundheit. (2011). *Glossar. Selektivvertrag.* Zuletzt aufgerufen am 01.02.2019, URL: https://www.bundesgesundheitsministerium.de/service/begriffe-von-a-z/s/selektivvertrag.html

Bundesministerium für Gesundheit. (2018). *Glossar. E-Health-Gesetz.* Zuletzt aufgerufen am 01.02.2019, URL: https://www.bundesgesundheitsministerium.de/service/begriffe-von-a-z/e/e-health-gesetz.html

Bundesministerium für Wirtschaft und Energie. (2017). *Gesundheitswirtschaft. Zahlen und Fakten 2017.* Zuletzt aufgerufen am 01.02.2019, URL: https://www.bmwi.de/Redaktion/DE/Publikationen/Wirtschaft/gesundheitswirtschaft-fakten-zahlen-2017.pdf?__blob=publicationFile&v=18

Chaston, I. (2000). Organisational competence: does networking confer advantage for high growth entrepreneurial firms? *Journal of Research in Marketing and Entrepreneurship, 2*(1), 36-56.

Deloitte. (2018). *Blockchain – Einsatz im deutschen Gesundheitswesen.* Zuletzt aufgerufen am 01.02.2019, URL: https://www2.deloitte.com/content/dam/Deloitte/de/Documents/life-sciences-health-care/Blockchain_LSHC_komplett_Version_neu_safe.pdf

Deutscher Bundestag. (2018). *Kontroverse um Werbeverbot für Schwangerschaftsabbruch.* Zuletzt geöffnet am 02.02.2019, URL: https://www.bundestag.de/dokumente/textarchiv/2018/kw08-de-stgb-schwangerschaftsabbruch/542312.

Deutscher Ethikrat. (2011). Nutzen und Kosten im Gesundheitswesen–zur normativen Funktion ihrer Bewertung. *Berlin: Deutscher Ethikrat.*

Deutsches Ärzteblatt. (2018). Ärztetag beschließt Liberalisierung der Fernbehandlung. Zuletzt auf gerufen am 01.02.2019, URL: https://www.aerzteblatt.de/nachrichten/95084/Aerztetag-beschliesst-Liberalisierung-der-Fernbehandlung

Deutschlandfunk. (2019a). *Montgomery zu Reform des Paragrafen 219a* *»Damit helfen wir Frauen und Ärzten wirklich«*. Zuletzt geöffnet am 02.02.2019, URL: https://www.deutschlandfunk.de/montgomery-zu-reform-des-paragrafen-219a-damit-helfen-wir.694.de.html?dram:article_id=435793.

Deutschlandfunk. (2019b). *Paragraf 219a Ärztinnen wegen »Werbung« für Schwangerschaftsabbruch angeklagt.* Zuletzt aufgerufen am 02.02.2019, URL: https://www.deutschlandfunk.de/paragraf-219a-aerztinnen-wegen-werbung-fuer.1773.de.html?dram:article_id=426688.

Ebel, B. (2009). Cluster in der Gesundheitswirtschaft und deren Vernetzung *Forschungsspitzen und Spitzenforschung*: Physica-Verlag HD.

Elste, F. (2004). *Marketing und Werbung in der Medizin*: Springer Verlag Wien.

Engel, R. (2003). *Seed-Finanzierung wachstumsorientierter Unternehmensgründungen*: Verlag Wiss. und Praxis.

Ferrell, O. C., & Fraedrich, J. (2015). *Business ethics: Ethical decision making & cases*: Nelson Education.

Finanznachrichten. (2019). Zuletzt geöffnet am 03.02.2019, URL: https://www.finanznachrichten.de/nachrichten-2019-01/45841283-merck-kgaa-erhaelt-us-patent-fuer-neue-ki-blockchain-technologie-015.htm.

Fischer, F., & Krämer, A. (2016). *eHealth in Deutschland: Anforderungen und Potenziale innovativer Versorgungsstrukturen*: Springer-Verlag.

Förster, A., & Kreuz, P. (2013). *Marketing-Trends: Ideen und Konzepte für Ihren Markterfolg*: Springer Verlag.

Freiling, J., & Kollmann, T. (2008). *Entrepreneurial Marketing–Besonderheiten Aufgaben und Lösungsansätze für Gründungsunternehmen*: Gabler Verlag.

Frodl, A. (2011). *Marketing im Gesundheitsbetrieb: Betriebswirtschaft für das Gesundheitswesen*: Gabler Verlag.

Fueglistaller, U., Müller, C., Müller, S., & Volery, T. (2012). *Entrepreneurship: Modelle-Umsetzung-Perspektiven Mit Fallbeispielen aus Deutschland, Österreich und der Schweiz*. (3. Aufl.): Springer Verlag.

Gelbrich, K., Wünschmann, S., & Müller, S. (2014). *Erfolgsfaktoren des Marketing*: Vahlen.

Granig, P., & Perusch, S. (2012). *Innovationsrisikomanagement im Krankenhaus: Identifikation, Bewertung und Strategien*: Springer Verlag.

Gruber, M. (2004). Marketing in new ventures: theory and empirical evidence. *Schmalenbach business review, 56*(2), 164-199.

Grundgesetz (2017): 48. Auflage. Beck im dtv.

Guerilla Marketing Agentur Deutschland. (2017). *Sensation Guerilla gegen Rauchen*. Zuletzt aufgerufen am 01.02.2019, URL: https://www.guerilla-marketing.com/weblog/sensation-guerilla-gegen-rauchen-health-promotion-board/

Gurtner, S., Hietschold, N., & Vaquero Martin, M. (2017). Do patients value a hospital's innovativeness reputation? A multi-method approach to assess the relative importance of innovativeness reputation in patients' hospital choice. *Health Serv Manage Res*.

Haas, P. (2005). *Medizinische informationssysteme und elektronische krankenakten*: Springer-Verlag.

Harms, F., & Gänshirt, D. (2005). *Gesundheitsmarketing: Patientenempowerment als Kernkompetenz* (Vol. 6): Lucius & Lucius DE.

Heilmittelwerbegesetz (2018): 3. Auflage. Vahlen München.

Hermanns, P. M. (2002). *Krankenhaus-Marketing im stationären und ambulanten Bereich: das Krankenhaus als Dienstleistungsbetrieb*: Deutscher Ärzte-Verlag.

Heubel, M. (2018). *Marketing Grundlagen*. Zuletzt aufgerufen am 01.02.2019, URL: https://smartmarketingbreaks.eu/was-ist-der-marketing-mix/

Hills, G. E., Hultman, C. M., & Miles, M. P. (2008). The evolution and development of entrepreneurial marketing. *Journal of Small Business Management, 46*(1), 99-112.

Hoffmann, S. (2010). *Gesundheitsmarketing: Gesundheitspsychologie und Prävention*: Huber, Bern.

Hommel, U., & Knecht, T. C. (2002). *Wertorientiertes Start-up Management: Grundlagen, Konzepte, Strategien*: Vahlen.

Hutter, K., & Hoffmann, S. (2011). Guerrilla marketing: The nature of the concept and propositions for further research. *Asian Journal of Marketing, 5*(2).

Institut für Mittelstandsforschung Bonn. (2018). *Gründungen und Unternehmensschließungen. Existenzgründungen insgesamt*. Zuletzt aufgerufen am 01.02.2019, URL: https://www.ifm-bonn.org/statistiken/gruendungen-und-unternehmensschliessungen/ – accordion=0&tab=0

Kaiser Permanente. (2018). *Kaiser Foundation Health Plan*. Zuletzt aufgerufen am 01.02.2019, URL: https://healthy.kaiserpermanente.org

Kay, M. J. (2007). Healthcare marketing: what is salient? *International Journal of Pharmaceutical and Healthcare Marketing, 1*(3), 247-263.

Kirchner, V., & Loerwald, D. (2014). *Entrepreneurship Education in der ökonomischen Bildung*: Joachim Herz Stiftung Verlag.

Kock, S. (2013). Ärztliche Werbung im Wandel–Was darf ein Arzt wirklich. *Deutsches Ärzteblatt, 110*(4), 26-28.

Kotler, P. (2011). *Grundlagen des marketing*. (4. Aufl): Pearson Studium.

Kotler, P., & Bliemel, F. (2001). *Marketing-Management: Analyse, Planung und Verwirklichung*: Schäffer-Poeschel Verlag.

Kotler, P., & Fernando Trías de Bes. (2005). *Laterales Marketing für echte Innovationen: auf Abwegen zum Erfolg*: Campus-Verlag.

Kraus, S., Eggers, F., Harms, R., Hills, G. E., & Hultman, C. (2011). Diskussionslinien der Entrepreneurial Marketing-Forschung: Ergebnisse einer Zitationsanalyse. *Zeitschrift für Betriebswirtschaft, 81*(6), 27-58.

Kraus, S., & Gundolf, K. (2012). *Stand und Perspektiven der deutschsprachigen Entrepreneurship-und KMU-Forschung*: ibidem-Verlag.

Kroeber-Riel, W., & Esch, F.-R. (2004). *Strategie und Technik der Werbung: Verhaltenswissenschaftliche Ansätze.* (6. Aufl): Huber, Bern.

Kuckertz, A. (2015). *Management: Entrepreneurial Marketing*: Springer Verlag.

Lauterbach, K. W., & Stock, S. (2009). *Gesundheitsökonomie: Lehrbuch für Mediziner und andere Gesundheitsberufe.* (2. Aufl.): Verlag Hans Huber.

Lehment, C. (2000). Werberecht für Krankenhäuser und Institute-Grenzuberschreitungen nicht erlaubt. *Deutsches Arzteblatt-Arztliche Mitteilungen-Ausgabe A, 97*(44), 2916-2919.

Leung, A. (2003). Different ties for different needs: Recruitment practices of entrepreneurial firms at different developmental phases. *Human Resource Management, 42*(4), 303-320.

Levinson, J. C. (1984). Guerilla Marketing: How to Make Big Profits in Your Small Business. *Houghton Mifflin, USA, 226.*

Levinson, J. C. (2007). *Guerrilla Marketing: Easy and Inexpensive Strategies for Making Big Profits from Your SmallBusiness*: Houghton Mifflin Harcourt.

Loss, J., & Nagel, E. (2010). Social Marketing–Verführung zum gesundheitsbewussten Verhalten. *Gesundheitswesen, 72*(1), 54-62.

Lown, B. (2004). *Die verlorene Kunst des Heilens: Anstiftung zum Umdenken*: Schattauer Verlag.

Malek, M., & Ibach, P. K. (2004). *Entrepreneurship–Prinzipien*: dpunkt.

MamaMia. (2018). *«Save the Date to vaccinate»*. Zuletzt aufgerufen am 01.02.2019, URL: https://www.mamamia.com.au/save-the-date-to-vaccinate-app/.

Marketing Akademie Hamburg. (2018). *Produkte und Dienstleistungen erfolgreich führen – Time to Market*. Zuletzt aufgerufen am 01.02.2019, URL: https://www.marketingakademie.de/de/produktmanagement

Mauer, R., & Grichnik, D. (2011). Dein Markt, das unbekannte Wesen: Zum Umgang mit Marktunsicherheit als Kern des Entrepreneurial Marketing. *Zeitschrift für Betriebswirtschaft, 81*(6), 59-82.

Medical Avatar. (2016). Zuletzt aufgerufen am 01.02.2019, URL: http://medicalavatar.com/body-interact/.

Meffert, H., Burmann, C., & Kirchgeorg, M. (2011). *Grundlagen marktorientierter Unternehmensführung, Konzepte, Instrumente, Praxisbeispiele*. (11. Aufl.): Gabler Verlag.

Meffert, H., Burmann, C., & Kirchgeorg, M. (2015). *Marketing – Grundlagen des Marketingmanagements – eine Synthese aus bewährtem und modernem Marketingverständnis*. (12. Aufl.): Gabler Verlag.

Merck. (2019). *Pressemitteilung, Merck erält US-Patent für neuartige Kombination von künstlicher Intelligenz und Blockchain- Technologie*. Zuletzt geöffnet am 03.02.2019, URL: https://www.merck-group.com/content/dam/web/corporate/non-images/press-releases/2019/jan/de/Merck-US-Patent-Blockchain-DE.pdf.

Mercy Virtual Care Center. (2015). *The world`s first virtual care center*. Zuletzt aufgerufen am 01.02.2019, URL: https://www.mercyvirtual.net

Miller, D. (1983). The correlates of entrepreneurship in three types of firms. *Management science, 29*(7), 770-791.

Montgomery, F. U., Parsa-Parsi, R. W., & Wiesing, U. (2018). Das Genfer Gelöbnis des Weltärztebunds: Springer.

Morris, M. H., Schindehutte, M., & LaForge, R. W. (2002). Entrepreneurial marketing: a construct for integrating emerging entrepreneurship and marketing perspectives. *Journal of marketing theory and practice, 10*(4), 1-19.

Mugler, J. (2008). *Grundlagen der BWL der Klein-und Mittelbetriebe.* (2. Aufl.): Facultas Universitätsverlag.

Muster-Berufsordnung für die in Deutschland tätigen Ärztinnen und Ärzte – MBO-Ä (2018). 7. Auflage. Springer.

New South Wales Government/Health. *«Save the date to vaccinate – immunisation app".* Zuletzt aufgerufen am 01.02.2019, URL: https://www.health.nsw.gov.au/immunisation/app/pages/default. aspx.

Northstar. (2007). *News, Deutscher Olympischer Sportbund.* Zuletzt aufgerufen am 01.02.2019, URL:http://www.northstar-website-design.com/blog/?p=287

Nufer, G. (2005). Ambush Marketing–Angriff aus dem Hinterhalt oder eine Alternative zum Sportsponsoring. *Perspektiven des Sportmarketing. Besonderheiten, Herausforderungen, Tendenzen, Köln,* 209-227.

Nufer, G. (2010). *Ambush Marketing im Sport: Grundlagen, Strategien, Wirkungen*: Erich Schmidt Verlag GmbH & Co KG.

Nufer, G. (2013). Guerrilla marketing–Innovative or parasitic marketing? *Modern Economy, 4*(09), 1.

Nufer, G., & Kern, A. (2012). *Sensation Marketing.* Retrieved from

Palumbo, R. (2017). *The Bright Side and the Dark Side of Patient Empowerment: Co-creation and Co-destruction of Value in the Healthcare Environment*: Springer Verlag.

Papenhoff, M., & Platzköster, C. (2010). *Marketing für Krankenhäuser und Reha-Kliniken: Marktorientierung & Strategie, Analyse & Umsetzung, Trends & Chancen*: Springer Verlag.

Patrick Flochel EY. (2018). *Our biggest challenge today is: how can we redesign global health systems to be efficient and sustainable?* Zuletzt aufgerufen am 01.02.2019, URL: https://www.linkedin.com/in/patrickflochel/

Pufahl, M. (2014). *Vertriebscontrolling: So steuern Sie Absatz, Umsatz und Gewinn.* (4. Aufl): Springer Verlag.

Renze-Westendorf, M. (2010). *Direktverträge als Instrument des Business-to-Business-Marketings von forschenden Arzneimittelherstellern.*: Gabler Verlag.

Robert Koch-Insitut. (2015). Gesundheit in Deutschland. Gesundheitsberichterstattung des Bundes. Gemeinsam getragen von RKI und Destatis. *RKI, Berlin.*

Rößl, D., Kraus, S., Fink, M., & Harms, R. (2009). Entrepreneurial marketing: geringer Mitteleinsatz mit hoher Wirkung. *Marketing Review St. Gallen, 26*(1), 18-22.

Rüter, G., Da-Cruz, P., & Schwegel, P. (2011). *Gesundheitsökonomie und Wirtschaftspolitik: Festschrift zum 70. Geburtstag von Prof. Dr. Dr. hc Peter Oberender*: Lucius & Lucius DE.

Sachverständigenrat Gesundheit. (2012). Sachverständigenrat zur Begutachtung der Entwicklung im Gesundheitswesen, Wettbewerb an der Schnittstelle zwischen ambulanter und stationärer Gesundheitsversorgung: Sondergutachten.

Sagner-Heinze. (2018). *Gesundheitsmarketing.* Zuletzt aufgerufen am 01.02.2019, URL: https://www.sagner-heinze.de/strategie/gesundheitsmarketing/

Schneck, O. (2015). *Lexikon der Betriebswirtschaft: 3000 grundlegende und aktuelle Begriffe für Studium und Beruf.* (9. Aufl.): Deutscher Taschenbuch Verlag.

Schöffski, O. (2008). *Das Krankenversicherungssystem in Deutschland*: Springer Verlag.

Schulte, T. (2007). *Guerilla-Marketing für Unternehmertypen: das Kompendium*. (3. Aufl.): Wissenschaft & Praxis.

Schwarz, P. (1992). *Management in Nonprofit-Organisationen*: Haupt Verlag AG.

Seiler, A. (2006). Marketing: BWL in der Praxis Orell Fuessli.

Selten, R., & Ockenfels, A. (1998). An experimental solidarity game. *Journal of economic behavior & organization, 34*(4), 517-539.

Simon, M. (2010). *Krankenhauspolitik in der Bundesrepublik Deutschland. Historische Entwicklung und Probleme der politischen Steuerung stationärer Krankenversorgung*: VS Verlag für Sozialwissenschaften

Sozialgesetzbuch Fünftes Buch (2018): Gesetzliche Krankenversicherung. 20. Auflage. Beck im dtv.

Statista – Das Statistik-Portal. (2019). *Anzahl von praktizierenden Ärzten in Deutschland in den Jahren von 1997 bis 2016 (je 100.000 Einwohner)*. Zuletzt aufgerufen am 01.02.2019, URL: https://de.statista.com/statistik/daten/studie/161323/umfrage/anzahl-praktizierender-aerzte-je-100000-einwohner-seit-1997/

Statistisches Bundesamt. (2017). *Gesundheitsausgaben in Deutschland nach Ausgabenträgern*. Zuletzt geöffnet am 01.02.2019, URL: http://www.destatis.de/DE/ZahlenFakten/GesellschaftStaat/Gesundheit/Gesundheitsausgaben/Gesundheitsausgaben.html

Statistisches Bundesamt. (2018a). *Februar 2018: 2,8 % mehr Unternehmensinsolvenzen als im Februar 2017.* Pressemitteilung Nr. 164 vom 09.05.2018. Zuletzt aufgerufen am 01.02.2019, URL: https://www.destatis.de/DE/PresseService/Presse/Pressemitteilungen/2018/05/PD18_164_52411.html

Statistisches Bundesamt. (2018b). *Statistisches Jahrbuch 2017. Kapitel Gesundheit*. Zuletzt aufgerufen am 01.02.2019, URL: https://www.destatis.de/DE/Publikationen/StatistischesJahrbuch/InternationalerAnhang2017.pdf?__blob=publicationFile

Stevenson, H. H., & Jarillo, J. C. (2007). *A paradigm of entrepreneurship: Entrepreneurial management*: Springer Verlag.

Strafgesetzbuch (StGB). § 219a Werbung für den Abbruch der Schwangerschaft. Zuletzt geöffnet am 02.02.2019, URL: https://www.gesetze-im-internet.de/stgb/__219a.html.

Stuttgarter Nachrichten. (2015). *Stuttgarter Milchbubis erobern YouTube*. Zuletzt aufgerufen am 01.02.2019, URL: https://www.stuttgarter-nachrichten.de/inhalt.plain-milch-in-dosen-stuttgarter-milchbubis-erobern-youtube.63da9759-77ab-4632-a565-f10fd2bc835f.html

Süddeutsche Zeitung. (2016). *Hackerangriff- Computervirus legt Klinik in Neuss lahm*. Zuletzt aufgerufen am 01.02.2019, URL: http://www.sueddeutsche.de/digital/hackerangriff-computervirus-legt-klinik-in-neuss-lahm-1.2861656

Verbloggt. (2009). *Die indiskrete Bushaltestelle mit der Waage!*. Zuletzt aufgerufen am 01.02.2019, URL: https://www.verbloggt.de/die-indiskrete-bushaltestelle-die-auch-wiegt/

World Health Organization. (2009). *WHO guidelines – Patient empowerment and health care*. Zuletzt aufgerufen am 01.02.2019, URL: https://www.ncbi.nlm.nih.gov/books/NBK144022/

XPOMET© Convention. (2018). Zuletzt aufgerufen am 01.02.2019, URL: http://xpomet.com/de/homepage

YouTube-Video Plain Milch. (2015). *PLAIN – »MUTTER« (KEINE BABY-ERSATZNAHRUNG)*. Zuletzt aufgerufen am 01.02.2019, URL: https://www.youtube.com/watch?v=64QTNwH4ZRk

YouTube-Video Zeiteinheit. (2009). *Amnesty International: Frau im Koffer*. Zuletzt geöffnet am 03.02.2019, URL: https://www.youtube.com/watch?time_continue=17&v=8bF9HNZzpkk.

ZDF Heute-Journal. (2008). *Virales Marketing*. Zuletzt aufgerufen am 01.02.2019, URL: https://www.youtube.com/watch?v=n0wQaRt6NsU

Zeit Online. (2018). *Werbeverbot für Schwangerschaftsabbrüche. Die wichtigsten Antworten zum Werbeverbot.* Zuletzt geöffnet am 02.02.2019, URL:https://www.zeit.de/politik/deutschland/2018-12/werbeverbot-schwangerschaftsabbrueche-paragraf-219a-spd-kompromiss.

Zerr, K. (2003). *Guerilla Marketing in der Kommunikation—Kennzeichen, Mechanismen und Gefahren*: Springer Verlag.

Zerth, J., Engelmann, A., & Oberender, P. (2016). *Wachstumsmarkt Gesundheit*. (4. Aufl.): Utb GmbH.

Abkürzungsverzeichnis

Abs.	Absatz
AMNOG	Arzneimittelneuordnungsgesetz
App	Anwendungssoftware, engl. *Application software*
Aufl.	Auflage
BWL	Betriebswirtschaftslehre
bzw.	beziehungsweise
DSGVO	Datenschutz-Grundverordnung
EBM	Einheitlicher Bewertungsmaßstab
engl.	englisch
EU	Europäische Union
GBA	Gemeinsamer Bundesausschuss
GG	Grundgesetz
GKV	Gesetzliche Krankenversicherung
GKV-VSG	GKV-Versorgungsstärkungsgesetz
GKV-WSG	GKV-Wettbewerbsstärkungsgesetz
HWG	Heilmittelwerbegesetz
IfM	Institut für Mittelstandsforschung Bonn
Kap.	Kapitel
KMU	kleine und mittelständische Unternehmen
MBO-Ä	(Muster-)Berufsordnung für Ärzte in Deutschland
MVZ	Medizinisches Versorgungszentrum
S.	Satz
StGB	Strafgesetzbuch
SGB	Sozialgesetzbuch
TMG	Telemediengesetz

USA	Vereinigte Staaten von Amerika, engl. *United States of America*
USP	Alleinstellungsmerkmal, engl. *Unique Selling Proposition*
usw.	und so weiter
UWG	Gesetz gegen den unlauteren Wettbewerb
vgl.	vergleiche

Abbildungsverzeichnis

Abbildung 1   Existenzgründungen insgesamt in Deutschland   71

Abbildung 2   Wachstumsraten des Gesundheitssektors im
               Vergleich   72

Abbildung 3   Anzahl der praktizierenden Ärzte in Deutsch-
               land   73

Tabellenverzeichnis

Tabelle 1   Stärken und Schwächen junger Unternehmer   74

Anhang

Abbildung 1: Existenzgründungen insgesamt in Deutschland
(Institut für Mittelstandsforschung Bonn, 2018)

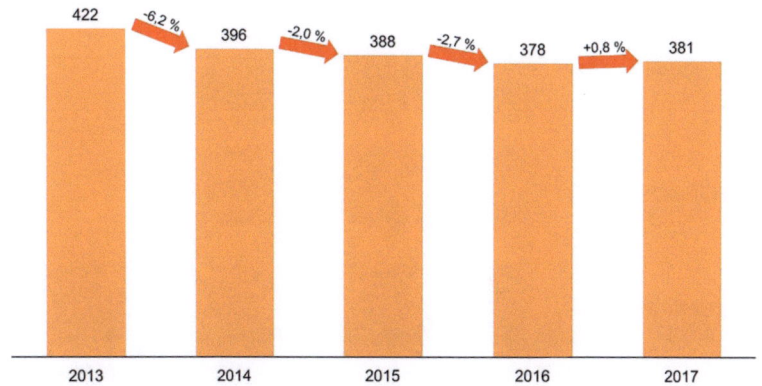

* Eingeschränkte Vergleichbarkeit der Jahresangaben aufgrund von Über- oder Untererfassung bei Freien Berufen bei Land- und Forstwirten durch IT-Umstellung im Zuge der Angleichung der Auswertungsmethode in den Bundesländern. Quelle: IfM Bonn auf Basis der Gewerbeanzeigenstatistik des Statistischen Bundesamtes.

Abbildung 2: Wachstumsraten des Gesundheitssektors im Vergleich
(Bundesministerium für Wirtschaft und Energie, 2017, S. 10)

Durchschnittliche Wachstumsraten der Bruttowertschöpfung von
Gesamtwirtschaft, Dienstleistungssektor, Verarbeitendem Gewerbe und
Gesundheitswirtschaft im Vergleich

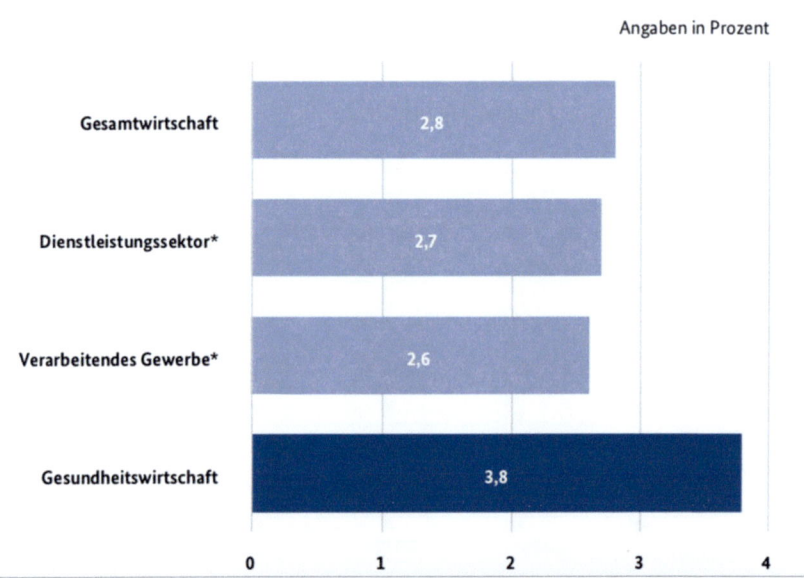

Angaben in Prozent

*Wert für 2016.
Betrachtungszeitraum: 2006 – 2017 (Gesundheitswirtschaft 2017 Prognose); Werte in jeweiligen Preisen. Quelle: Bundesministerium für Wirtschaft und Energie (BMWi); Gesund-
heitswirtschaftliche Gesamtrechnung (GGR), Ausgabe 2017; Berechnungen: WifOR.

Abbildung 3: Anzahl der praktizierenden Ärzte in Deutschland in den Jahren 1991 bis 2016 je 1.000 Einwohner
(Statista – Das Statistik-Portal, 2019; Statistisches Bundesamt, 2018b, S. 654)

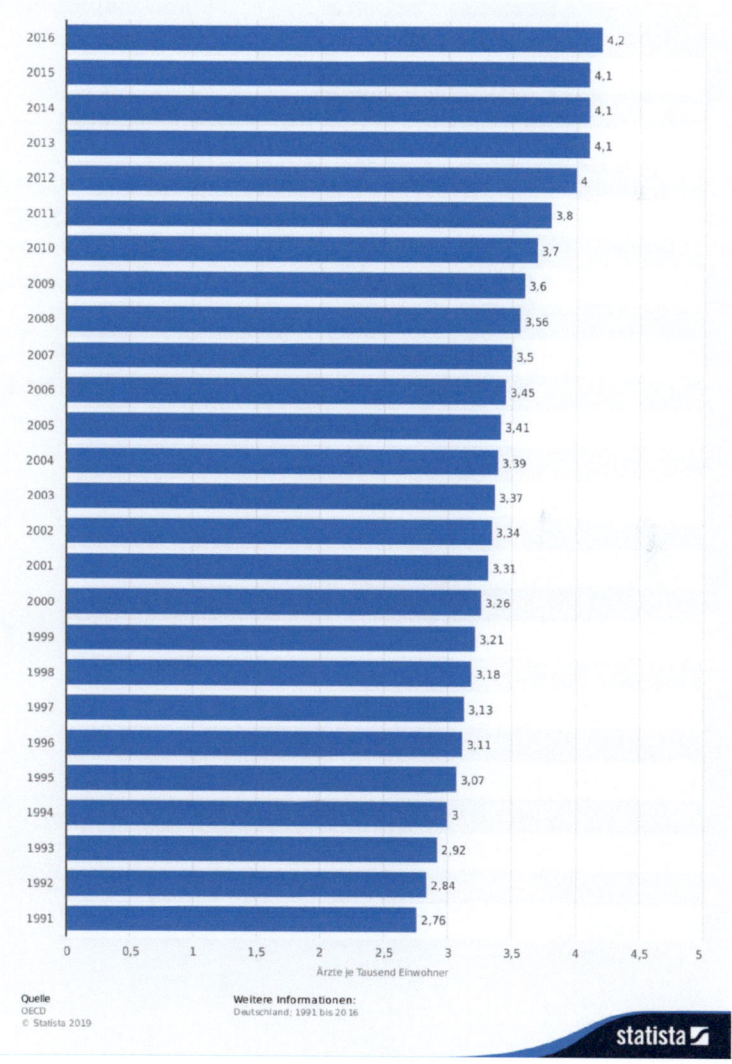

Tabelle 1: Stärken und Schwächen junger Unternehmer
(in Anlehnung an Kirchner & Loerwald, 2014, S. 23; Kuckertz, 2015, S. 3)

Liabilities junger Unternehmen	Liabilities etablierter Unternehmen	Umwandlung in folgende Stärken
• finanzielle Knappheit	• ausreichend Budget	• Innovativität • Kreativität
• großer Einfluss von der Person des Unternehmers	• hierarchische Strukturen • Abhängigkeit von mehreren Verantwortlichen • festgeschriebene Verfahrensweisen	• rasches Reagieren auf Markttrends • schnelle Umsetzung der Kundenbedürfnisse
• geringe Größe	• bürokratischer Verwaltungsapparat	• Flexibilität • hohe Kundennähe